看護管理実践計画
の立て方・書き方
ガイドブック

Guidebook on how to make
and write a nursing management
practice plan

原 玲子 日本赤十字秋田看護大学 学長

メヂカルフレンド社

はじめに

　2020年、新型コロナウイルスが全世界に拡大し、医療崩壊という言葉が現実のものとなる危機感を感じる事態となりました。医療現場においては、感染の蔓延と院内感染の防止を目指した医療チームの編成や医療活動の実践に追われ、気が休まらない日が続いていることと思います。医療の現場で活動される皆様に敬意を表し、心から感謝を申し上げます。

　さて、このたび、「看護管理実践計画の立て方と書き方ガイドブック」を出版する運びとなりました。この書籍は、雑誌『看護展望』の2019年2月号と3月号の特集で掲載された「看護管理実践計画の立て方」「看護管理実践計画の書き方」を1冊のテキストとしてまとめ直したものです。『看護展望』に掲載した内容が大変好評で、出版を希望する声が多いことから、メヂカルフレンド社さんのご厚意で出版の運びとなりました。

　本書が、看護管理者の皆様の看護管理上の課題を見出し、看護管理実践計画を立案するお手伝いができれば幸いです。

原　玲子

日本赤十字秋田看護大学　学長

CONTENTS

Part—I
看護管理実践計画の立て方

Basic—1 看護管理実践計画とは ……………………………………………………… 2

Basic—2 看護管理者の課題と看護管理実践計画の位置づけ ………………… 4

Basic—3 看護管理実践計画の基本となる10のステップ …………………… 12

Step—1 所属施設の特徴や担うべき役割、
および担当部署の特徴を言語化する ……………………………………… 14

Step—2 担当部署の「あるべき姿」を掲げる ………………………………… 18

Step—3 担当部署の現状を分析する …………………………………………… 28

Step—4 目標の抽象度の次元を検討する ……………………………………… 38

Step—5 目標をブレークダウンし、
課題ごとの「成果目標」を設定する
――看護サービス提供における目標ブレークダウンの4つの視点（原式） ……… 40

Step—6 組織化とアクションプランの素案を作成する ……………………… 50

Step—7 看護管理実践計画をスタッフに説明し、
面接を行い、計画の実践を支援する ……………………………………… 56

Part—II
看護管理実践計画書の書き方

Basic 看護管理実践計画書とは ……………………………………………… 60

Step — 1	計画書のタイトルを確認し、保健医療福祉を取り巻く環境と所属施設の立ち位置を説明する	64
Step — 2	所属施設の特徴および部署の目指す「あるべき姿」の構想について説明する	66
Step — 3	「SWOT分析」「クロスSWOT分析」結果表を作成し、説明する	70
Step — 4	目標のブレークダウンにそって成果目標・成果指標・目標値を説明する	76
Step — 5	成果目標単位の組織化とアクションプランをまとめる	82

Part — III
看護管理実践計画のプレゼンテーション

Basic	PowerPointによる資料のつくり方と発表のしかた プレゼンテーションの基本構成	88
Step — 1	PowerPointの作成	92
Step — 2	PowerPointを使用しての看護管理実践計画の発表のしかた	104
	索引	109

装丁・本文デザイン　TAICHI ABE DESIGN INC.

Part I

看護管理実践計画の立て方

Part—I　看護管理実践計画の立て方

Basic >>> 1
看護管理実践計画とは

セカンドレベル受講生の増加

　「看護管理実践計画書」というと、認定看護管理者教育課程のセカンドレベルの研修課題をイメージする方も多いと思います。認定看護管理者教育として、セカンドレベルの教育が開始されてから現在まで、「看護管理実践計画書の立案」は、カリキュラムを構成する内容の1つであり、研修修了の1年後に「看護管理実践報告会」などのフォローアップ研修を開催している県看護協会なども少なくありません。研修生にとっては、2年越しの課題として、長い期間、気持ちのうえでも、実践のうえでも、重くのしかかっています。

　セカンドレベル研修を修了した看護管理者が増えたことも、「看護管理実践計画」というと、セカンドレベル研修の課題をイメージすることが多い理由の1つと思われます。

組織における看護管理者の役割

　さて、「看護管理実践計画」は、その表記のとおり、「看護管理の実践を計画する」ことであるのは、だれもが理解していると思います。そして、セカンドレベルの研修課題ではあるものの、セカンドレベルの受講生のみの課題ではありません。では、「看護管理の実践」とは何か、組織における管理者の役割から考えてみましょう。

　一般的に、組織における管理者の役割は、「組織のもつ機能を提供することで、その使命を果たすこと」と「その機能を提供するために、職員を生かすこと」の2点にあります。これを看護組織に当てはめると、組織のもつ機能とは「良質な看護を提供する機能」であり、その機能を発揮するということは「質の高い看護を提供するこ

と」です。

　看護管理者の役割を問うと、「人材育成」などの答えが出てきますが、「こういう看護を提供する」というビジョン、良質な看護を提供することは、看護職の一義的な使命であり、人材育成は、そのために行われるものです。看護管理者の役割とは、その地域のニーズに応じた質の高い看護を提供する組織を運営することであり、同時にそのような看護を提供できる人材を育てることです。

　「看護管理実践計画」を立案するにあたっては、人材育成の目的は看護の提供であることを認識して、提供する看護の内容やしくみに焦点を置くことが大切です。

「看護管理実践計画」とは

　看護管理者の役割は、看護組織の責任者として、対象者である患者・家族および地域社会に対して、その看護組織がもつ患者などの特徴を踏まえて、質の高い看護を提供することです。そのために、しくみをつくり、同時にその看護サービスを提供できる看護職員を育成することです。

　セカンドレベルでは、「看護管理実践計画」とネーミングをしているわけではありませんが、演習課題として、「自部署の組織分析に基づいた実践可能な改善計画を立案する。」[1]が提示されています。

　それらを参考に、本書において、看護管理実践計画とは「担当する看護組織における看護サービス提供上の問題を明らかにし、その問題解決を図る方策を立案すること」と定義したいと思います。

---

1) 看護協会HP：認定看護管理者カリキュラム基準【セカンドレベル】
https://nintei.nurse.or.jp/nursing/wp-content/uploads/2018/04/shusei2_secondlevel_ninteikangokanrishakarikyuramukijunkaiseian.pdf, 令和2年6月閲覧

Part—1　看護管理実践計画の立て方

Basic >>> 2
看護管理者の課題と看護管理実践計画の位置づけ

看護管理者が抱える様々な課題

　看護管理者が抱える課題は様々です。たとえば、
- 褥瘡の発生を予防する
- せん妄や認知症患者の身体拘束を行わない
- 転倒のアクシデントの減少を図る
- 誤薬を防ぐ
- 感染を予防する
- 看護師のアセスメント力を高める
- インフォームド・コンセントの充実を図る
- ワーク・ライフ・バランスを推進する
- スタッフと面接する
- スタッフを教育する
- バランスのよい勤務表を作成する
- PNSを導入する
- チーム医療を推進する
- 多職種と連携する
- 看護管理実践計画を立案する

など、挙げだしたらきりがありません。
　ここで挙げた課題はすべて仕事上のことですが、それぞれ種類が異なり、「看護管理実践計画」とは分けて考えたほうがよい内容もあります。看護管理実践計画の立案にあたっては確認が必要です。

看護師長の課題の分類

前述した看護師長の取り組む課題を「看護管理実践計画」との関係から整理すると、表1に示すように、「看護管理実践計画上の課題」「人材育成に関する課題」「働き方に関する課題」に分類されました。

表1：看護師長の課題の分類の例

看護管理実践計画上の課題	人材育成に関する課題	働き方に関する課題
・褥瘡の発生を予防する ・せん妄や認知症患者の身体拘束を行わない ・転倒のアクシデントの減少を図る ・誤薬を防ぐ ・感染を予防する ・インフォームド・コンセントの充実を図る ・チーム医療を推進する ・多職種と連携する	・看護師のアセスメント力を高める ・スタッフを教育する ・PNSを導入する	・ワーク・ライフ・バランスを推進する ・スタッフと面接する ・バランスのよい勤務表を作成する

良質な看護サービスの提供と「看護管理実践計画」

■1―看護組織と看護管理者

繰り返しになりますが、「看護師は何をする職業か」と問われると、迷うことなく「看護を提供する職業」と答えます。同様に、看護師集団である「看護組織は何を行う組織であるか」の問いに対する答えは、看護職に限らずだれもが、「看護を提供する組織」と答えると思います。

看護組織の責任者である看護管理者は、仕事を通じて看護師を生かし、良質な看護を提供する責任を担っているという自覚を持つことが重要です。

■2―良質な看護サービスのための計画

「看護管理実践計画」は看護組織が良質な看護サービスを提供するための計画です。

看護の提供は看護師の本務であり、それを提供できる看護師を育成し、看護サービス提供のしくみをつくることが看護管理者の役割です。
　また、看護サービスといっても、組織としてどのような患者層に対し何を行うのか、具体的な方向性をもたないと質の高い看護を提供することはできません。看護管理者は、目指す看護の状態を提示し、その状態に到達することを困難にしているのはどのようなことか、その問題を明らかにし、問題を解決する具体的な対応策を打ち出すことを、第一義的に行うことが求められています。

人材育成と「看護管理実践計画」の関係

■ 1 ― 人材育成の長期視点と短期視点

　セカンドレベルの研修において、看護管理実践計画のテーマを「キャリアラダーの作成」「人材育成」と考えてくる研修生は少なくありません。看護組織においては、看護師の育成なくして良い看護を提供することはできないことから、看護師の教育が必要であると、切に思っていることが伝わってきます。
　もちろん、人材育成は管理上の大きな課題です。しかし、人材育成には、「長期視点」で考えることと、「短期視点」で考えることがあります。
　「長期視点」とは、「認定看護管理者を育てる」、「がん看護のCNSを育成する」などという、育成までに一定の時間を要する内容です。
　「短期視点」とは、「フットケアの基本的方法を提供できる」、「感染予防のスタンダードプリコーションをマスターする」などという看護の質の統一を図るために時間をかけることのできないことです。
　「看護管理実践計画」は年度の計画を原則とするので、人材育成内容は、提示しようと思う看護の質を統一するために必要となる「短期視点」の計画です。

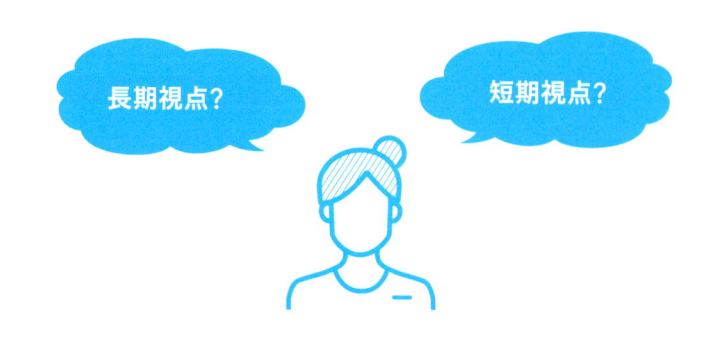

長期視点？　短期視点？

■2─看護管理実践計画に必要な人材育成における短期視点

「看護管理実践計画書」と人材育成の関係を図1に示しました。

図の上半分が「看護管理実践計画」を示したもので、看護サービス提供の直接的な要素を示しています。目指すは、質の高い看護の提供ですが、年度の計画として立案された「看護管理実践計画」の実践における積み重ねにより質向上が可能になります。この際の人材育成は、年度計画として示された看護の提供のための学習を行う「短期視点」です。具体的には、提供しようとする看護の機会教育や集合教育を指します。

図の下半分が「人材育成」の側面です。人材育成は「短期視点」と「長期視点」に分かれ、「短期視点」は、前述した「看護管理実践計画」と関係します。

人材育成の長期視点は、組織の将来構想から目指す組織体制を考えるものです。例えば、「当院は、一般病院としての機能も持ちながら、がん看護を提供できる組織を目指し、がん看護を提供し、看護師などを教育できる人材として、がん看護のCNSを育成しよう」などと、組織をデザインすることです。院内での育成が困難であり、時間もかかることが多く、一部署の考えのみで計画できることでもありません。

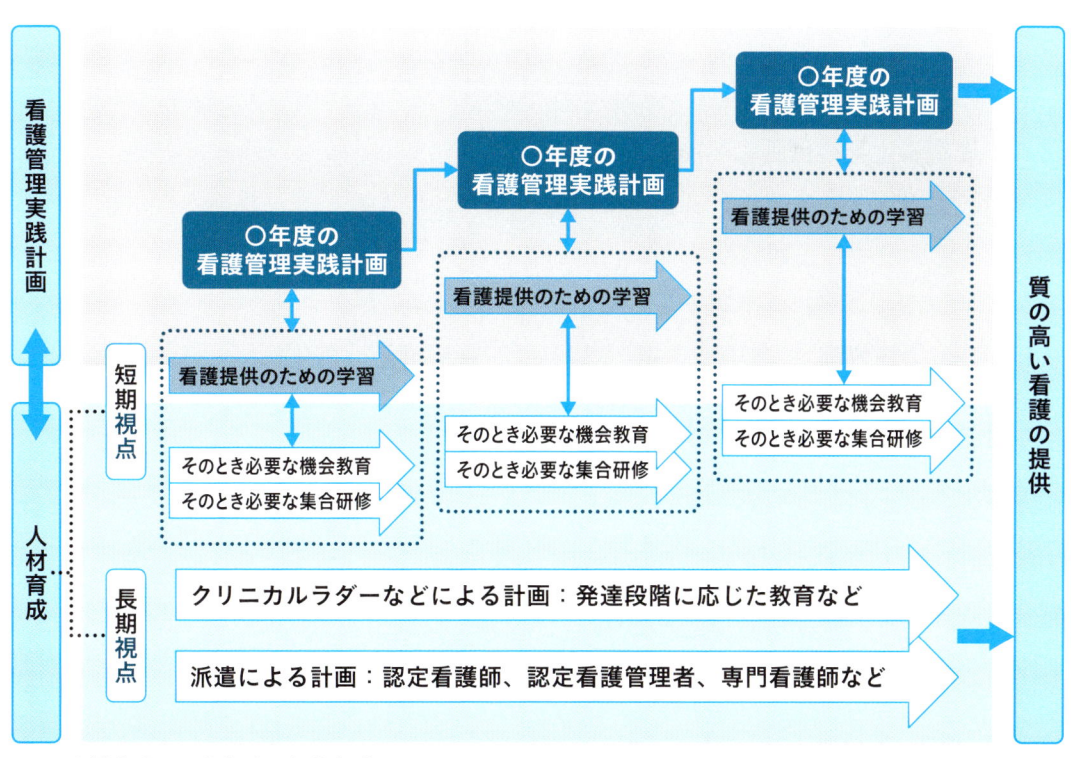

図1：人材育成の長期視点と短期視点

■3 ―「集合教育」と「機会教育」

　看護職員の教育には、大きく分けて、OJT（On the Job Training）とoff-JT（Off the Job Training）があります。それぞれ、その単語の意味から、OJTは「職場内教育」、off-JTは「職場外教育」などといわれます（表2）。

　看護組織に適用すれば、OJTは看護師長が中心となり行われる教育です。具体的には、通常業務の中で行われるトレーニングのことで、その意味から「機会教育」などともいわれます。Off-JTとは、業務を離れ、教育目的で行われるトレーニングのことで、「集合教育」などといわれます。

　時々、OJTは院内で行う研修、off-JTは院外で行う研修などと勘違いされている場合がありますが、例えば、病棟という現場を離れて、院内の大会議室で行う研修はoff-JTで、病棟の中で行う研修がOJTです。

表2：OJT（On the Job Training）とoff-JT（Off the Job Training）の違い

OJT（職場内教育、機会教育）	off-JT（職場外教育、集合教育）
●看護師長が中心となり行われる通常業務の中で行われる教育 ●その機会を捉えて教育するので、「機会教育」などと言われる。	●通常の業務から離れて行われる教育 ●対象は部署や職種を超えたスタッフ ●一か所に集合して行われることから「集合教育」などと言われる

■4 ―看護管理実践計画に関係する「機会教育」

　off-JTである「集合教育」は、多くの施設では、現代の医療や看護の提供に求められる内容をテーマに、研修会などが行われています。例えば、「感染管理の基礎知識」「患者誤認の防止方法」「褥瘡予防の基本技術」「身体拘束ゼロ」などが挙げられます。

　しかし、集合教育は、単発の形態で、かつ部署を超えたスタッフも対象です。集合教育のみで、それぞれの部署で展開される看護の実践力の向上に直結させることは簡単ではありません。実践力の向上には、病棟などの看護実践の場において、その時々を捉えて、「質問する」「考えさせる」「やらせてみる」「説明させる」などの指導技術を用いて、個々のナースと向き合い教育する機会が必要です。この「機会教育」は看護サービスの提供においては、必須要件です。

　「看護管理実践計画」には、提供する「看護サービスの内容」と関連した学習の要素を組み込むことが必要です。

看護管理実践計画のテーマに難しい職場環境整備上の課題

　環境整備は、看護管理者にとって重要な役割です。よく取り上げられる内容に、「ワーク・ライフ・バランス」や「業務改善」などがあります。しかし、環境整備の問題は、提供すべき看護サービスのサブ機能であり、看護管理実践計画の直球課題ではありません。組織分析がうまくいかないなどの問題も、戦略課題の分析になっていないからです。以下に、その考え方を述べます。

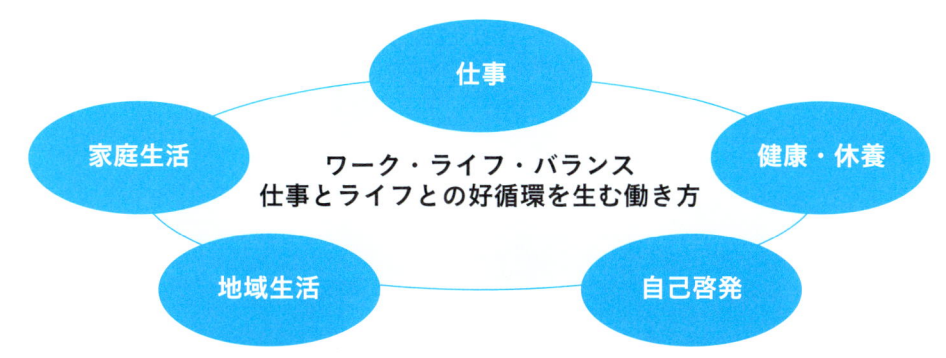

■ 1 ― ワーク・ライフ・バランスの考え方

　近年、「ワーク・ライフ・バランス」がクローズアップされ、国をあげてその推進が求められています。「ワーク・ライフ・バランス」とは、「だれもがやりがいや充実感を感じながら働き、仕事上の責任を果たす一方で、子育て・介護の時間や、家庭、地域、自己啓発などにかかる個人の時間をもてる健康で豊かな生活ができるよう、社会全体で仕事と生活の双方の調和の実現を希求していかなければならない」という考え方がベースにあります。仕事の責任を果たすことと、個人の時間をもてること、両者のバランスを維持することで、豊かな生活につながるというものです。

　看護組織においても、看護管理者は看護職員個々の時間を確保できるように、勤務調整を行うと同時に、仕事に責任をもって働けるようなしくみをつくり、教育する必要があります。

　「ワーク・ライフ・バランス」の推進も、働き方改革として、スタッフのやる気などの関係から、看護サービスの提供の質に影響する要素です。しかし、「ワーク・ライフ・バランス」の推進は、看護サービスの提供におけるコアをなすことではなく、看護管理実践計画とは分けて考えることが必要です（図2）。

図2：ワーク・ライフ・バランスの考え方

■2—業務改善の考え方

　かつて、病棟目標というと、「業務を見直し改善を図る」などの目標を設定する場合などがありました。業務の改善とは、業務のなかで様々なムリ・ムダ・ムラをなくし、その業務が効率的に行われるようにすることです。

　例えば、1人のナースに業務が集中して、カバーできないムリな状況はないか、物品の置き場所がバラバラで、動線も長く物品を取りに行くのに時間がかかり、モノ探しや二度手間などのムダな状況がないか、担当ナースにより提供するケアの状況が異なるなどムラな状況がないかなどを検討し、業務を集中して行えるような状況をつくることは、看護サービス提供の環境整備として、必要なことです。

　しかし、「業務改善」は、「病棟目標」として、この組織が目指す看護の方向性を示すものではないので、「看護管理実践計画」とは分けて考えることが必要です。

MEMO

　あなたが今、取り組みたいと考えている人材育成について書き出し、長期視点に当たるか、短期視点に当たるか整理してみましょう！

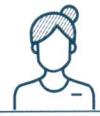

Part—I　看護管理実践計画の立て方

Basic >>> 3
看護管理実践計画の基本となる10のステップ

看護管理実践計画の進め方

　本書では、看護管理者が行う「看護管理実践計画」として、一義的使命である「看護サービスの提供」に対する管理計画について解説します。その基本となる10のステップを表3に示しました。

表3：看護管理実践計画の基本となる10のステップ

1. 所属施設の特徴や施設の担うべき役割、および担当部署の特徴を言語化する
2. 担当部署の「あるべき姿」を掲げる
3. 担当部署の現状を分析する
4. 抽出された課題の次元を検討して分類する
5. 目標をブレークダウンし、それぞれの「成果目標」を設定する
6. それぞれの「成果目標」の「期待する結果」（目標値）を提示する
7. 看護管理実践計画をスタッフに説明する
8. 目標に応じた組織化と役割の分担、アクションプランの素案を作成する
9. チーム・リーダーと面接を行い、計画の実践を支援する
10. チーム・メンバーと面接を行い、計画の実践を支援する

MEMO

　これまでどのようなステップで看護管理実践計画を立ててきたのか、基本の 10 のステップにそって振り返ってみましょう！

Part—I　看護管理実践計画の立て方

Step >>> 1
所属施設の特徴や担うべき役割、および担当部署の特徴を言語化する

所属施設の特徴の整理ポイント

■1─言語化する意味

　まず、所属施設の概要をまとめることから始めます。組織分析を行うためには、所属施設の情報の整理が欠かせません。勤務している施設のことなので、なんとなく語れるものですが、いざ、書き出していくと、理解していないことがあるということに気づく機会にもなります。何より、所属する施設の地域住民との関係からみた役割を認識することにつながるので、所属施設の特徴を言語化することは、「看護管理実践計画」を進めるための最初のステップとして重要です。

■2─施設概要の必要項目

　所属施設の概要を文章にする前に、必要な内容をリストにして、整理してみるとよいと思います。このリスト表は、計画発表の資料や計画書をレポートとしてまとめる際などにも活用でき便利です。

　表4は、施設概要をまとめる際に必要な、主な内容のリストです。施設の特徴によって、不要な項目もあると思います。逆に、加える必要がある項目もあるかと思います。その辺りを整理して、自施設の概要をまとめる際のチェックリストなどとして、活用いただければと思います。一度作成すれば、毎年、更新作業をする際に、引き続き使用できるので便利です。

　ただ、各項目については、職場のことではありますが、調べないとわからないことも多いので、しかるべき職員に聞いたり、施設のホームページを確認したりするなどして把握する必要があります。

表4：所属施設の概要と所属部署の特徴を言語化するのに必要な項目

◇所属施設の概要

項目	自施設のデータ
●施設の所在する地理的な場所 ●地域の人口と高齢化率 ●該当する医療圏 ●医療圏における救急医療体制 ●施設の理念 ●医療サービスの方針 ●標榜している診療科 ●紹介率 ●逆紹介率 ●救急車受入数 ●手術件数 ●病院機能群（DPC 特定病院群、DPC 標準病院群など） ●入院基本料取得状況 ●病床数 ●病床の内訳 　（急性期病床、地域包括ケア病床、回復期リハビリ病床など） ●平均在院日数 ●病床利用率 ●在宅復帰率 ●地域医療支援病院などの認定状況 ●救急指定病院などの認定状況 ●臨床研修指定病院などの認定状況 　　　　　　　　　　　　　　　　　　　　　　など	

◇看護部の組織概要

項目	自施設のデータ
• 看護部の理念、看護の方針 • 看護単位と特徴 • 看護職員数 • 看護部で導入している看護提供方式 　（プライマリーナーシング、固定チームナーシング、 　PNSなど） • 継続教育のしくみ 　（新人看護師職員研修、キャリア開発ラダーの導入など） • 専門看護師の種類と人数 • 認定看護師の種類と人数 　　　　　　　　　　　　　　　　　　　　　　など	

◇所属部署（病棟など）の概要

項目	自施設のデータ
• 病床数 • 診療科構成 • 入院基本料 • 重症度、医療・看護必要度の割合 • 救急入院の割合 • クリティカルパス作成率 • 病床利用率 • 入院患者の疾患の特徴 • 入院患者の平均年齢 • 65歳以上、75歳以上、80歳以上などの入院率 • 在宅復帰率 • 看護師の配置数 • 所属看護師の年齢構成 • 看護提供方式 • 専門看護師、認定看護師の種類と人数 　　　　　　　　　　　　　　　　　　　　　　など	

MEMO

　所属施設の管理データを調べるために、何を見ればよいのか、どの部署に確認すればよいのかメモをしてみましょう！

Part—I　看護管理実践計画の立て方

Step >>> 2
担当部署の「あるべき姿」を掲げる

「あるべき姿」とは

　組織分析を行う際は、部署の「あるべき姿」を掲げることが必要になります。「あるべき」とは、「そうあるはずの」「しかるべき」「適当な」などの意味です。看護組織における「あるべき姿」とは「そうあることが望ましい、しかるべき看護組織の姿」を意味します。

　部署の特徴から、そうあることが望ましい「あるべき姿」としての看護組織の姿を明示してから組織分析に入らないと、何に対する課題を分析しているのかわからなくなります。

看護組織における「あるべき姿」の考え方

■1―「あるべき姿」の勘違い

　看護組織における「あるべき姿」は、「看護の提供に関する姿」を指します。ところが、「あるべき姿」というと、看護師長たちは、「スタッフがやりがいをもって働く」「互いに協力し合う」「良い人間関係を築く」などというスタッフを視点にした状況をイメージすることが少なくありません。図3に、看護サービスにおける「あるべき姿」に対する勘違い例を示しました。

■2―看護サービスの視点で考える

　「あるべき姿」を考える際のポイントは、患者に提供する看護サービスとして何を行うのかのという視点で考えることです。

　看護サービスを、図3に示したように大きく二層の円でとらえます。内側の層は、その中心に患者をおき、患者に直接看護を提供する看護サービスの層です。外側の層

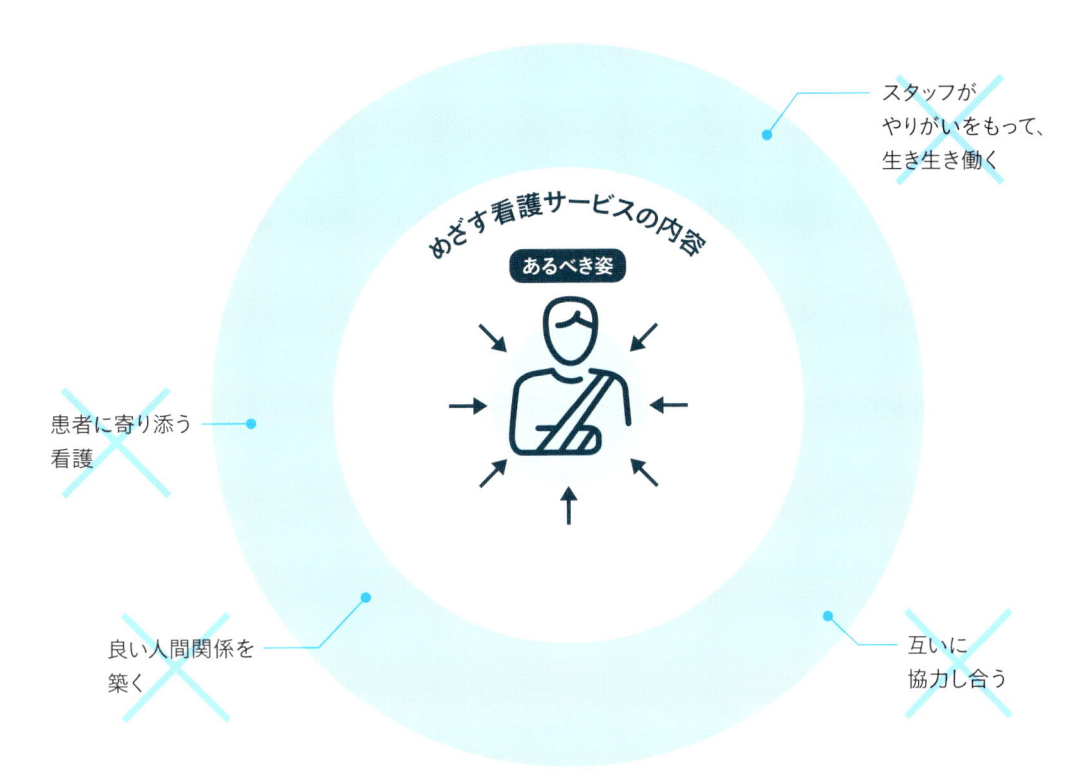

図3:「あるべき姿」に対する勘違いの例

は、看護サービスの質を高めることに影響する層で、いろいろなことがあります。外側に「×」で示した内容はあるべき姿ではありません。

看護組織の「あるべき姿」は、患者を中心に患者に対する看護サービスである内側の部分で考えます。

「あるべき姿」と看護現場の問題の関係

■1―組織分析

組織分析とは、「組織の『あるべき姿』を達成するために、どのようなことがその実現の妨げになっているのかを明らかにすること」です。あるべき姿の実現に至らない内容が問題で、それを明らかにし、取り組むべき「課題」を決定し、それに対して対策を検討することが「看護管理実践計画」です。

ここで押さえておきたいことは、組織分析は、「あるべき姿」の実現に向けて行うので、どのような「あるべき姿」に向かって分析するのかの検討が必要になるということです。

■2 ―「あるべき姿」に向けた問題解決の構造

図4に、「あるべき姿」の実現に向けた組織の問題解決の構造を示しました。ここでは、高齢の入院患者が多い部署の「あるべき姿」として、「早期に自宅に退院する」を掲げています。その実現を難しくしている現場の状況が「問題」であり、このケースでは問題として、次の3点が挙げられました。

> ① 入院後に患者のADL（Activities of Daily Living：日常生活動作）が低下して自立度が下がる（そのため、自宅への退院が困難になる）
> ② 転倒により入院が長引く（そのため、ADLの低下が進み、自宅への退院が困難になる）
> ③ 看護師が高齢者の身体機能の特徴をよく把握していない（そのため、必要なときに必要な看護が遅れ遅れになり、自宅への退院が困難になるなど）

以上のような問題は、図4に示すように現状の中に潜んでいます。あるべき姿に向かったときに、問題として明確になってきます。これらの問題を解決するために、解決策を検討します。以下は、問題①、問題②、問題③に対して、それぞれ、解決策を検討した考え方の例です。

ここでは、例として、1点ずつしか挙げていませんが、**解決策は1つとは限らず**、むしろ複数であることが一般的です。

> **問題①に対する解決策例：**
> 　① （ADLの低下を防止するために）入院時よりベッドサイドリハビリテーション（以下、リハビリ）を実施する
> **問題②に対する解決策例：**
> 　② （転倒を防止するために、転倒リスクをもつ患者を把握するために）入院時に転倒のリスクアセスメントシートを作成する
> **問題③に対する解決策例：**
> 　③ （看護師の高齢者に対する理解が低い状況であることを解決するために）高齢者の身体機能に関する学習会を開催する

```
あるべき姿 ＝ 高齢入院患者が早期に自宅に退院する

解決案
①入院時よりベッドサイドリハビリを導入する
②転倒リスクアセスメントシートを作成する
③高齢者の身体機能に関する学習会を開催する

実現を
防げていること ＝ 問題
①入院後にADLが低下して自立度が下がる
②転倒により入院が長引く
③看護師の高齢者の身体機能の特徴に対する理解度が低い

現状
```

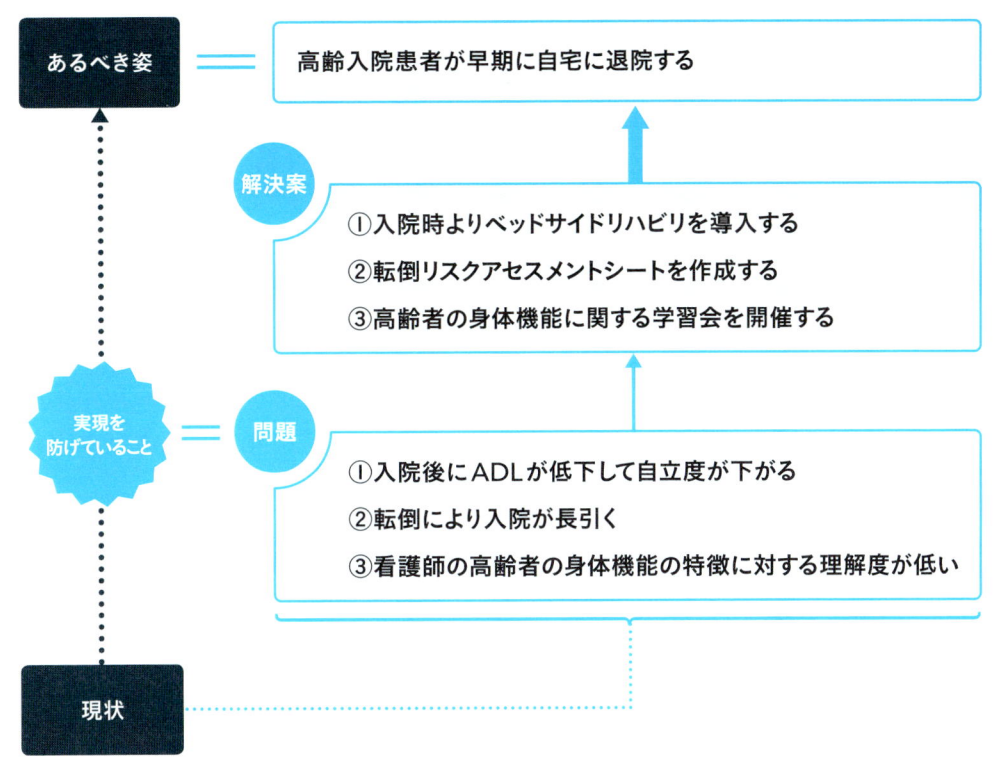

図4:「あるべき姿」の実現に向けた組織の問題解決の構造

「あるべき姿」の言語化のプロセス

■1――優先すべき項目から始める

　前述したように、看護組織は、看護を提供する組織です。看護組織における「あるべき姿」は、看護の対象者である患者や家族に対して、目指す看護サービスの姿のことです。

　近年は、平均在院日数が減少するなか、病床利用率の向上のため、空床をつくらないように混合病棟が増え、患者層が複数となることが多くなりました。そのため、提供する看護の「あるべき姿」といっても、1つにまとめられないことも多く、また、無理にまとめる必要もありません。その場合は、対象となる患者層について、複数の提示を行うとよいと思います。

　しかし、同時にいくつものことを分析できないので、優先して取り組む必要があると思われる看護サービスについて先に整理することをお勧めします。

■2 ─「あるべき姿」は3段階で考える

図5は、3段階で「あるべき姿」を考えるフロー図です。これにもとづいて、モデル病棟における「あるべき姿」の言語化のプロセスを説明します。

■第1段階

第1段階は、入院患者の特徴から回復や退院に向けて課題のある患者層や気になる患者層の選択です。この事例では、次の3つの患者層を掲げました。

① 患者層Aは、終末期にある高齢がん患者層である。この層の入院患者が増加傾向にあるが、患者のQOL（Quality of Life：生活の質）を考え、患者が本来の望む生き方を提供したいと考えていた。

② 患者層Bは、大腿骨頸部骨折の高齢手術患者層である。緊急入院が増加しているなか、すぐ手術できないため待機が発生したり、そのことも関係してせん妄を引き起こしたりする。早く手術をして自宅に退院できるようにしたいと考えていた。

③ 患者層Cは、認知症患者層である。認知症の入院患者の転倒が増えている。転倒を防止して早期の退院を支援したいと思っていた。

どの患者層の看護も重要ですが、ここでは、患者数の多い患者層Bを選んだと仮定して、次の段階の展開を考えてみることにします。

段階 / 内容

1段階 患者層の選択

回復や退院に向けた課題を持ち、気になる患者層を選択する

患者層A	患者層B	患者層C
終末期にある高齢がん患者	大腿骨頸部骨折の高齢手術患者	認知症を持ち入院している患者

2段階 願い

それぞれの患者層に対して、どのような状態を願うのか考える

●人生の最期を充実させたい ●患者の思いを尊重したい ●家族の思いも聞いていきたい	●早期に、手術、リハビリを行う ●自宅に退院させてあげたい ●肺炎などの合併症を起こさないなど	●認知機能の低下を起こさない ●転倒しない ●早期退院を進めたい

3段階 あるべき姿

看護師は…を主語にして、「…支援する」で整理する

高齢患者のエンド・オブ・ライフケアの充実を支援する	大腿骨頸部骨折の高齢手術患者の順調なリハビリを進め、早期の自宅退院を支援する	認知症患者の認知機能の悪化を防止し、早期の退院を支援する

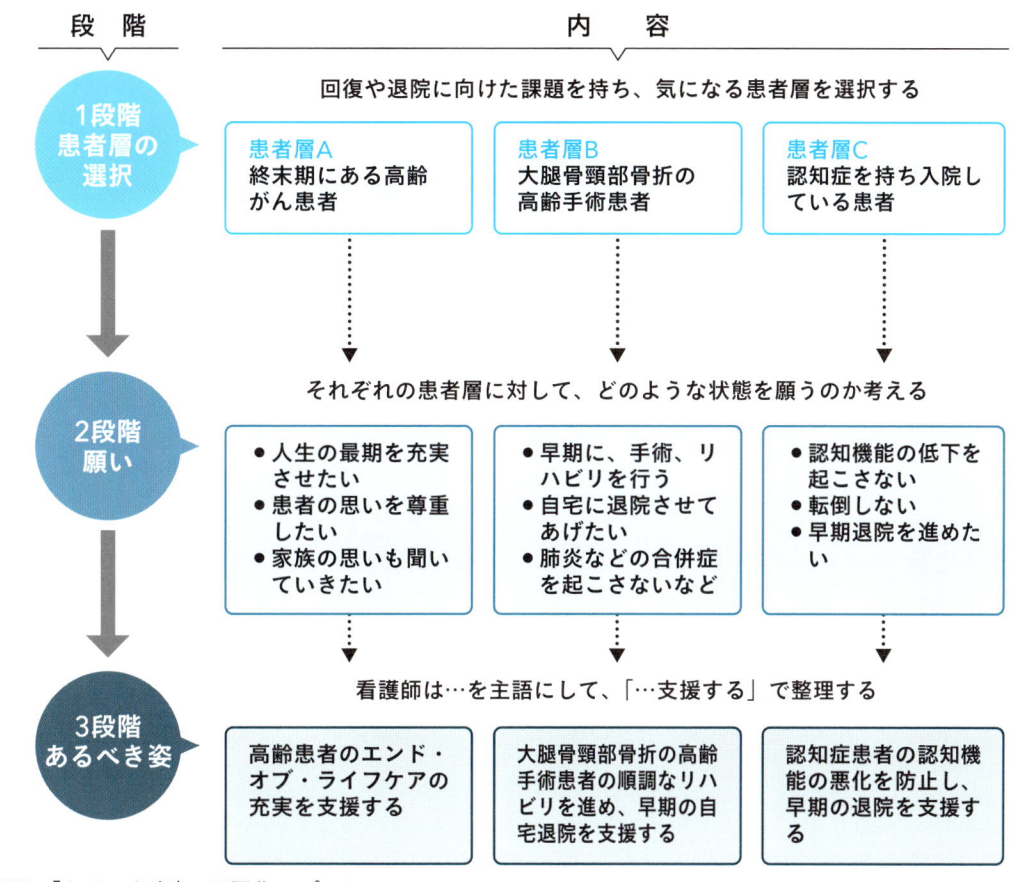

図5：「あるべき姿」の言語化のプロセス

　この図では、3つの患者層の「あるべき姿」について、検討しています。看護管理実践計画の演習や研修などにおいては、患者層から1つに絞って考えることも有効です。

図6は「あるべき姿の構想シート」です。複雑な看護現場の状況の整理に使ってみてください。

	あるべき姿（5年後を見据えながら3年後の看護） （対象とする患者の特徴から、どのような状況をめざすのか構想する）
1 現状	対象となる患者層は？
	最も課題と考える層は？（1つ選びましょう）
2 願い	どのような看護を提供したいのか（願い）
3 表現	「患者層に対して……支援する」でまとめてみる

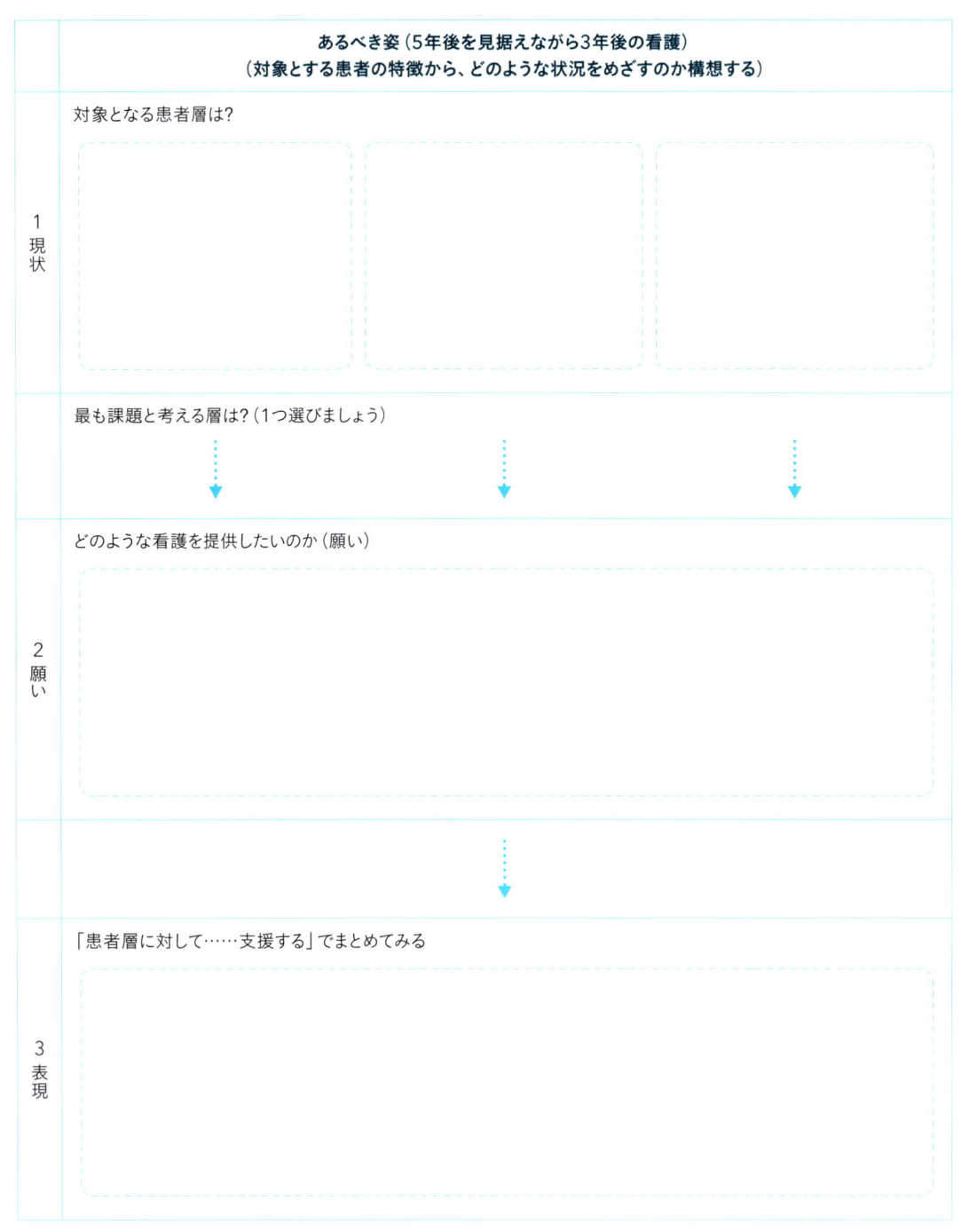

図6：**あるべき姿の構想シート**

■ 第2段階

選んだ患者層に対して、患者にどうなってもらいたいのか、「願い」を「患者の視点」でとらえ、箇条書きでよいので、書き出してみることにします。ここでは、「願い」として、次のようなことが考えられました。

- 入院環境になれずに、せん妄を引き起こすこともあり、これを予防したい。
- 入院環境になれずに、食欲が低下して、栄養状態が低下することがある。栄養状態を良好にして、早期に手術を進めたい
- 栄養状態を確保する待機の間、肺炎などの合併症を起こさないようにしたい。
- 術後のリハビリテーションも順調に進め、自宅に退院できるようにしたい。

■ 第3段階

選んだ患者層に対して、看護組織の「あるべき姿」の表現を「看護師は……」とか、「私たちは……」を主語にして、患者に望ましい姿を「～～（患者層）に対し、○○を支援する」などの文章でまとめます。看護師を主語にするのは、看護組織の取り組むべき内容を自覚し、かつ外部に対しても提示できるようにするためです。ただ、表現する際は、「看護師は」の主語の部分を削除して提示するとよいと思います。

ここでは、「大腿骨頸部骨折の高齢手術患者の順調なリハビリテーションを進め、自宅に退院できるように支援する」としました。

「あるべき姿」と「病棟目標」の関係

■ 1―目的と目標の区別

私たちは、「目的」と「目標」の明確な区別をしないで使うことも多いのですが、「マネジメント」や「組織分析」などにおいては明確に区別して使用することが必要です。図7に、目的と目標の関係を示しました。

「目的」は、「到達したい状態として意図し、行動を方向づけるもの」で、「目標」は、「目的」の実現のため、到達状態として、必要で具体的な「成果」です。「目的」に対して、「目標」は複数、提示されます。そして、「目標」の達成に向けて、計画されるのが、アクションプランです。

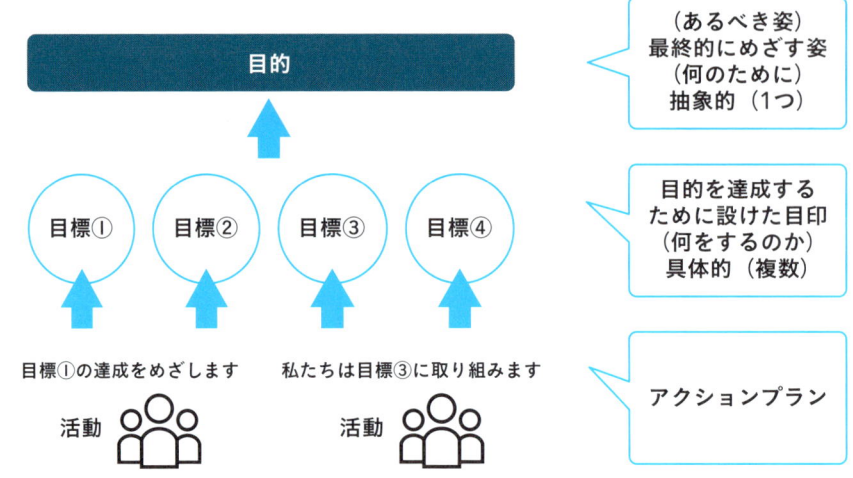

図7：マネジメントにおける目的と目標の関係

図中：
- 目的：(あるべき姿)最終的にめざす姿(何のために)抽象的(1つ)
- 目標①②③④：目的を達成するために設けた目印(何をするのか)具体的(複数)
- 目標①の達成をめざします／私たちは目標③に取り組みます　活動：アクションプラン

■2 —「あるべき姿」と「病棟目標」の関係

「あるべき姿」は、組織においては、「目的」に該当する内容です。よく使用される「病棟目標」とは、目標という言葉を使っていますが、内容的には、病棟の看護活動の方向を示した「目的」に該当します。したがって、「あるべき姿」も「病棟目標」もどちらも「目的」なので、「病棟目標」は、「あるべき姿」を反映させたものであることが望ましいです。

■3 —「病棟目標」の言語化のポイント

「病棟目標」は、実現したいことの全体的なことを表すので、抽象度の次元がやや高くなります。

図5の例では、「病棟目標」を「大腿骨頸部骨折の高齢手術患者のリハビリが順調に進み、自宅に退院できるように支援する」としています。この病棟目標の抽象度を高くし過ぎると「自宅に退院できるように支援する」となり、だれに対する看護サービスを提供するのか見えなくなり、「病棟目標」の全体像が把握しにくくなります。

そこで、「病棟目標」は、「あるべき姿」を確認しながら、対象層はどのような患者であるかを示し、提供すべき看護サービスの重要な内容を1つ入れて、○○を支援する」でまとめると、「病棟目標」としてわかりやすく、収まりがよいと思われます。

MEMO

あなたが所属する部署が実現しようとする「あるべき姿」を、思いつくまま、メモしてみましょう！

Part—I　看護管理実践計画の立て方

Step >>> 3
担当部署の現状を分析する

SWOT分析とは

　部署の目標の設定には、図8に示すように、「どのような目標が必要なのか」と「どのように目標を示すのか」の2つの手続きが必要であり、そうすることで、混乱しないで必要な目標を設定することができます。

　看護組織の現状分析でよく使用されるのが「SWOT分析」です。SWOT分析とは、1970年代初頭に、アメリカの経営学者ケネス・R・アンドルーズ（Kenneth R Andrews）により提唱された組織のビジョンや戦略を立案する際に使用する現状分析の手法です。分析枠の構造が、「S（Strength：強み）」「W（Weakness：弱み）」「O（Opportunity：機会）」「T（Threat：脅威）」と4つの象限で単純なため、特別な訓練を受けなくても短時間に作成できるので、組織分析の入門編に位置づけられています。

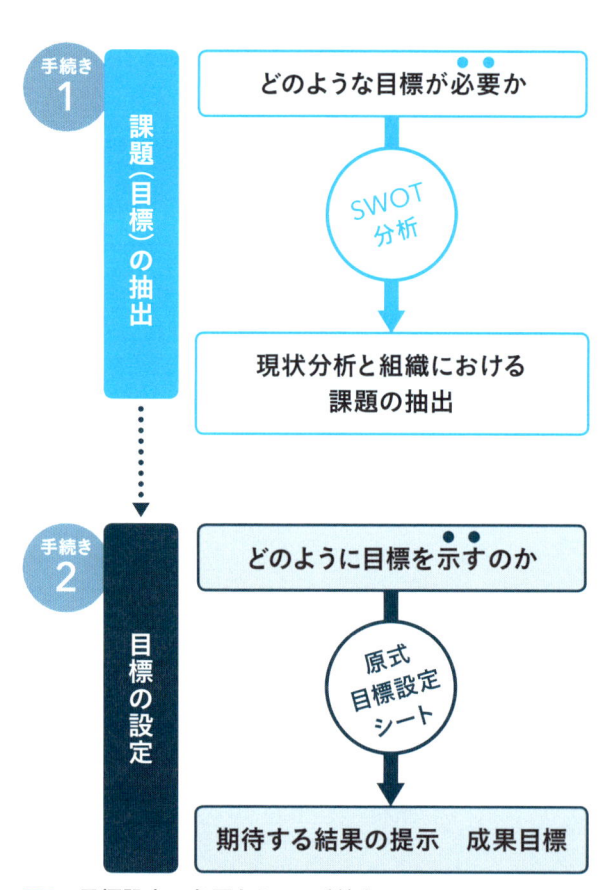

図8：目標設定に必要な2つの手続き

手続き1：課題（目標）の抽出
- どのような目標が必要か
- SWOT分析
- 現状分析と組織における課題の抽出

手続き2：目標の設定
- どのように目標を示すのか
- 原式目標設定シート
- 期待する結果の提示　成果目標

SWOT分析チームを編成する

■1―自部署スタッフによるSWOT分析チームをつくる

「あるべき姿」を決めたら、分析を行うためのSWOT分析チームを、自部署のスタッフで編成することをお勧めします。看護ケアの提供は看護スタッフが行っているため、看護師長が把握していないこともあります。SWOT分析チームをつくり、スタッフの声を反映させると、どのような目標が必要かなどの現状認識の共有につながり、効果的です。

■2―チームによるSWOT分析の進め方

チームによるSWOT分析については、看護師長が分析のルールを説明します。SWOT分析は、該当する情報をSWOTに分類していきますが、意見を述べる人だけに情報が偏らないように、メンバー全員に2cm×7cmの付箋紙を配布し、情報の提供は個々に付箋紙に書いてもらい、異なる情報、同じ情報の重複を整理していきます。同じ情報は、付箋を重ねていきます。その過程を経て、メンバーの病棟目標の内容への理解が深まり、その後の活動にも積極的になります。

ただし、SWOT分析はブレーンストーミングなので、その原則である「①批判しない、②自由奔放、③大量生産、④結合便乗」を理解して行う必要があります。特に、看護師長が「それはだめよ」などの思考をブロックする声がけをすると、スタッフによるチーム編成をしている効果が半減するので、気をつける必要があります。

■3―参加できないスタッフの意見を反映する方法

SWOTをするためのチーム編成といっても、すべてのスタッフが参加することはできません。そのため、「あるべき姿」を提示して、スタッフ全員に「あるべき姿」を実現するための「強み」「弱み」「機会」「脅威」について、各2個ずつ付箋紙に記載するなどして提出させる方法も効果的です。

「あるべき姿」を実現するために求められている内容

■1―「強み」と「弱み」の分析

SWOT分析は、「強み」と「弱み」の分析を先にします。「強み」「弱み」の分析は、

内部環境分析であり、内部の能力分析でもあります。たとえば、「転倒のリスクアセスメントシートを活用している」ということは、「シートを作成できる」「シートによりリスクのある患者を把握できる」という能力を有していることを表しています。したがって、「転倒のリスクアセスメントシートを活用している」という事象は、「あるべき姿」の実現に向けて、「強み」か「弱み」を判断した場合、「強み」であるといえます。

■ 2 ―「あるべき姿」に向けての「強み」

さて、多くの場合、「強みは何？」「弱みは何？」など、思いついたことを思いついたままにあげて分類していく方法がとられがちです。しかし、それでは、何について分析しているのかわかりません。「強み」「弱み」の分類の前に、「あるべき姿」を提示することが前提です。その後、「あるべき姿」を実現するために、何が求められるかを先に整理して、「強み」か「弱み」を判断するための情報の整理を行います。

表 5 は、「あるべき姿」を実現するために求められる項目リストと「強み」「弱み」判断表です。「A 求められる内容」の 1）～ 5）の区分は、情報の整理を行いやすいように、必要な内容のカテゴリーとして提示したものです。

「A 求められる内容」は、現在、実践していること／していないことにかかわらず、「できれば」と仮定的表現で挙げてみて、それらの項目について、「B 部署の実態」の情報を整理し、実施していれば「強み」、実施していなければ「弱み」と判断するように作成しています。

「強み」「弱み」の情報の整理

前項で、表 5 を用いて、「強み」「弱み」が整理できました。次は、その内容を、表 6 の SWOT 分析シートの「S（強み）」「W（弱み）」に分類していきます。SWOT 分析は主観の分析なので、「強み」「弱み」を分類している途中でも、「これも必要だよね」などの内容が挙げられることがあります。必要な内容と思われる場合には、どの段階でもリストに追加してください。

表5：「あるべき姿」を実現するために求められる項目リストと「強み」、「弱み」判断表の例

| 「あるべき姿」 大腿骨頸部骨折の高齢手術患者のリハビリが順調に進み、自宅に退院できるように支援する |||

A　求められる内容 （できれば、○○が必要である）	B　部署の実態	強み？ 弱み？
1）マニュアルの整備に関すること ● できれば、大腿骨頸部骨折術後の認知症患者用のマニュアルの整備が必要である ● できれば、患者個々の看護計画を立案し、個別性のある看護の提供が必要である	● マニュアルはあるが、修正していない ● 看護計画を立案している	▲弱み ○強み
2）実践しなければならない看護やしくみ ● できれば、入院時期から筋力低下防止のためのリハビリが必要である ● できれば、転倒リスクアセスメントシートが必要である ● できれば、身体拘束ゼロのための対策が必要である	● リハビリを実施していない ● アセスメントシートを使用している ● 身体拘束廃止の検討をしていない	▲弱み ○強み ▲弱み
3）看護師の能力として求められていること ● できれば、看護師は、高齢者の身体機能の特徴を理解している ● できれば、看護師は、転倒リスク察知能力を持つ必要がある ● できれば、看護師は、介護保険に関する知識を有している	● 十分とはいえない ● ベテランは、持っている ● ほとんど理解していない	▲弱み ○強み ▲弱み
4）多職種との連携で求められること ● できれば、地域を含めた連携が必要である ● できれば、地域のケアマネなどを含めたカンファレンスが必要である	● 連携ができていない ● 実施していない	▲弱み ▲弱み
5）診療報酬など、収支に関係すること ● できれば、早期離床、自宅への退院が必要である ● できれば、多職種による退院支援計画の立案が必要である ● できれば、退院前家庭訪問をしている	● 在宅復帰率が20% ● カンファレンスはしているが、支援計画を作成していない ● 退院前家庭訪問を実施している	▲弱み ▲弱み ○強み

表6：「あるべき姿」の実現のためのSWOT分析シート

	「あるべき姿」 大腿骨頸部骨折の高齢手術患者のリハビリが順調に進み、自宅に退院できるように支援する	
	S（Strength）：強み	W（Weakness）：弱み
内部環境分析（能力分析）		
	O（Opportunity）：機会	T（Threat）：脅威
外部環境分析		

出典：原玲子：看護師長・主任のための成果のみえる病棟目標の立て方；現状分析からスタッフの計画立案支援まで，第2版，〈看護管理実践Guide〉，日本看護協会出版会，p.53，より一部改変のうえ引用

「機会」「脅威」の情報の整理

次は「機会」と「脅威」の情報を整理します。これらは部署の「あるべき姿」を実現するために影響する外部環境要因です。表7は、外部環境要因「機会」を整理するためのフロー図です。

外部環境要因は、自分が所属する部署や施設の外部にある内容なので、最近の情報を調べて整理する必要があります。「機会」と「脅威」は共通の要素である場合が少なくありません。同じ情報でも、「機会」の場合はチャンスとして活用できる内容であり、「脅威」の場合は「あるべき姿」の実現を難しくする内容です。

リストされた事象ごとに、「なぜ、機会なのか」、「なぜ、脅威なのか」をメモする欄を設けています。面倒でも理由をメモすると、後述する「クロスSWOT分析」の際に便利です。

表7：「あるべき姿」に関係する外部環境要因「機会」のリストの整理表

「あるべき姿」
大腿骨頸部骨折の高齢手術患者のリハビリが順調に進み、自宅に退院できるように支援する

必要な情報のリスト（例）	機会と考える理由
1）「あるべき姿」に関係する疾患などに関する最近の医学などの傾向 ● 身体拘束ゼロをめざし、医療処置をしないことが関係する ● 転倒防止など、動くことを止めないほうが効果的である	● 身体拘束をゼロにするため、医療処置を見返す機会になる ● 転倒防止の方法を検討する機会となる
2）看護系学会などの最新情報 ● 身体拘束が、せん妄や認知機能の低下、転倒を引き起こすことが様々な学会で明らかにされた ● パートナーシップシステムが安全を提供する看護として効果が報告されている	● 身体拘束をゼロにする機会になる ● ベテランの能力を生かす看護提供方式の機会になる
3）地域連携・多職種連携などに関する内容 ● 地域も含めた連携の必要性がクローズアップされている ● 地域医療連携の中で看護師が果たす役割が拡大してきている	● 退院支援計画を充実させる機会になる
4）診療報酬に関する内容 ● 地域も含めた多職種カンファレンスが評価される ● 訪問看護師と同行で退院前訪問をすると評価される	● 多職種カンファレンスについて拡大する機会となる
5）地域における社会的活動に関する内容 ● 認知症カフェなどの活動が盛んになっている ● 地域における介護予防活動などが行われている	● 地域社会と連携することが必要
6）そのほか	

SWOT分析シートの整理

「強み」「弱み」「機会」「脅威」が整理されたところで、この内容を「SWOT分析シート」(表6)に記載します。シートに記載するにあたっては、同じようなことは1つにまとめるなど、重複を整理します。また、「強み」として「人間関係が良い」などが挙げられることはありますが、そのことが「どのような活動」に関係しているかの整理が必要です。SWOT分析シートは、看護現場のサービスの実態がわかる内容であることを確認してください。

「クロスSWOT分析」を行う

クロスSWOT分析は、「強み」「弱み」「機会」「脅威」として挙げられた情報を、「強み」×「機会」=「強みを最大限生かし積極的に行う対策」のように要素を掛け合わせて、多角的に取り組むべき対応策を検討するシートです。

図9が、「クロスSWOT分析」のモデルです。「積極的対策」では、「強み」×「機会」をクロスさせて、強みを強化する対策がないか検討します。「差別化対策」では、「強み」×「脅威」をクロスさせて、他にはない対策がないかどうか検討します。「段階的対策」では「弱み」×「機会」をクロスさせて、主に「弱み」に対する改善策を検討します。「回避対策」では「弱み」×「脅威」をクロスさせて、最悪の状態を回避する対策を検討します。

分析は、思考過程で、「これはできないのではないか……」「この内容はうちでは無理……」などと思い、あえて抽出しないことがあり得ます。しかし、それでは、現状分析を行う意味がありません。「できるか／できないか」は分析後に検討することにして、「あるべき姿（目的＝病棟目標）」を実現するために、必要と考えられる対策は、最大限にキャッチしておくことが重要です。

図9：クロスSWOT分析による基本フォーマットと例

課題解決の対策の検討	機会	脅威
強み	積極的対策 例）ベッドでのリハビリテーションを導入する ： ： ： **【強みを強化する対策】**	差別化対策 例）PNSによるケア体制をつくる ： ： ： **【ほかにはない対策】**
弱み	段階的対策 例）転倒リスクのスクリーニングシートをつくる ： ： ： **【主に「弱み」に対する改善策】**	回避対策 例）地域と連携して地域包括ケアを推進する ： ： ： **【最悪の状態を回避する対策】**

出典：原玲子：看護師長・主任のための成果のみえる病棟目標の立て方；現状分析からスタッフの計画立案支援まで，第2版，〈看護管理実践Guide〉，日本看護協会出版会，2016, p.61, より一部改変のうえ加筆

MEMO

　SWOT分析チームのメンバーは誰にしますか？　また、そのスタッフを選んだ理由も併せて、メモをしてみましょう！

Part—I　看護管理実践計画の立て方

Step >>> 4
目標の抽象度の次元を検討する

■目標の抽象度の次元を考える

　目標の抽象度の次元とは、目標の次元の大きさの違いです。SWOT分析、クロスSWOTでは、あるべき姿と同等の大きさの目標であったり、具体的なアクションプランであったりなど様々な大きさの対策が抽出されます。その大きさについては、筆者は、表8のように、「大」「中」「小」に分類しています。

表8：課題の大きさの程度と判断基準

大きさ	判断基準
大	「あるべき姿」と同等か、あるいはそれ以上の内容である場合 →（文言の修正か、別の「あるべき姿」として提示する）
中	「あるべき姿」より小さいが、具体的な行動計画ではない場合 →（看護実践計画か、学習計画か分類）
小	具体的な行動計画である場合 →（看護実践計画か、学習計画か分類）

　表9は、「病棟目標：高齢認知症患者の自宅への早期退院を支援する」について、分析してきた結果、抽出された目標です。それぞれ、抽象度のレベルを「大」「中」「小」で表すと、どのようになるでしょうか。

　また、その内容がサービスの提供看護ケアの実践である場合に「実」、学習会など看護師の学習に関する内容に「学」を付けています。

表9：課題の次元の抽象度エクササイズ

課題解決の方策（目標）	大きさの次元と実践と学習の区別
1. 転倒を防止する	1. 一中一実
2. 褥瘡を予防する	2. 一中一実
3. ベッドサイドリハビリを導入する	3. 一中一実
4. 転倒予防のためスリッパを禁止する	4. 一小一実
5. 夜間はポータブルトイレを配置する	5. 一小一実
6. リスクアセスメントシートを作成する	6. 一小一実
7. 褥瘡回診を行う	7. 一小一実
8. 栄養状態をアセスメントする	8. 一小一実
9. 退院調整リスクアセスメントシートの内容を見直す	9. 一小一実
10. 多職種による認知症ケアカンファレンスを導入する	10. 一中一実
11. 認知症患者のせん妄防止ケアガイドラインを検討する	11. 一中一実
12. 高齢患者の身体的特徴と看護を学ぶ学習会を行う	12. 一小一学
13. 認知症患者の行動特性と看護を学ぶ学習会を行う	13. 一小一学
14. ADLに応じた退院支援リハプログラムを作成する	14. 一中一実
15. 身体拘束を行わない方策を検討する。	15. 一中一実
16. 転院施設と看護間連携を進める	16. 一大一実
17. 認知症予防の健康年齢を高める活動を提供する	17. 一大一実

Part—I　看護管理実践計画の立て方

Step >>> 5
目標をブレークダウンし、課題ごとの「成果目標」を設定する
―― 看護サービス提供における
　　目標ブレークダウンの4つの視点（原式）

目標のブレークダウン

■ 1 ― ブレークダウンの方法

　図10-①、②に、現状分析の結果から、目標のブレークダウンを行う方法を例示しました。図10-①の左側は、現状分析の結果として、抽出された解決しなければならない「現状の問題」で、右側が、それに対して検討された「課題解決の方略」です。これらが、検討された取り組むべき目標です。

　しかし、解決すべき課題は、ばらばらに抽出されてくるので、目標の種類や大きさもバラバラに提示されます。そこで、まず、図10-①の右側では、提示された目標の大きさを整理しています。

　図10-②のように、「中」の目標を「下位目標」、「小」の目標を「成果目標」として、「あるべき姿」から降りた目標として整理しています。これが、目標のブレークダウンといいます。

　抽象度の高い目標が上位目標となり、その目標を達成するために、内容を具体化して吊り下げて、下位目標を設定します。その下位目標のより具体的内容として、「成果目標」を提示しています。

　部署の看護管理者は、この「成果目標」まで設定する責任があり、看護管理実践計画書の段階で、提示しておきたい内容です。

■ 2 ― 目標のブレークダウンの事例

　図10-②の例では、「病棟目標：大腿骨頸部骨折高齢患者の早期の在宅復帰を支援

あるべき姿（＝目的）→（病棟目標）
大腿骨頸部骨折高齢手術患者の早期の在宅復帰を支援する

現状の問題 → **課題解決の方略（クロスSWOT）**

現状の問題	課題解決の方略	規模
転倒リスクアセスメントシートを使用していない	①アセスメントシートをつくる	小
転倒のインシデントが多い	②転倒の要因を明らかにする	小
術後せん妄を起こす高齢患者が多く、安静の維持が難しい	③医療的処置を減らす	小
身体の抑制によりADLが低下して、入院が長引く	④抑制を行わない対策を検討する	中
入院後、安静などにより、ADLが低下して、自宅に帰宅できなくなる場合が多い	⑤入院早期からリハビリを導入する	中
看護師の身体拘束に関する知識が不足している	⑥身体拘束に関する学習会を行う	小学

図10-①：目標のブレークダウンの方法（Step①）

病棟目標（＝目的）
大腿骨頸部骨折高齢手術患者の早期の在宅復帰を支援する

- **中** 下位目標①：転倒を防止する
  - **小** 成果目標①：転倒リスクアセスメントシートを作成する
  - **小** 成果目標②：転倒の要因を明らかにする
  - **小** 成果目標③：入院時よりベッドサイドリハを行う
- **中** 下位目標②：身体拘束をゼロを推進する
  - **小** 成果目標④：拘束ゼロカンファレスを行う
  - **小** 成果目標⑤：医療的処置を減らす
  - **小** 成果目標⑥：身体拘束に関する学習会を行う

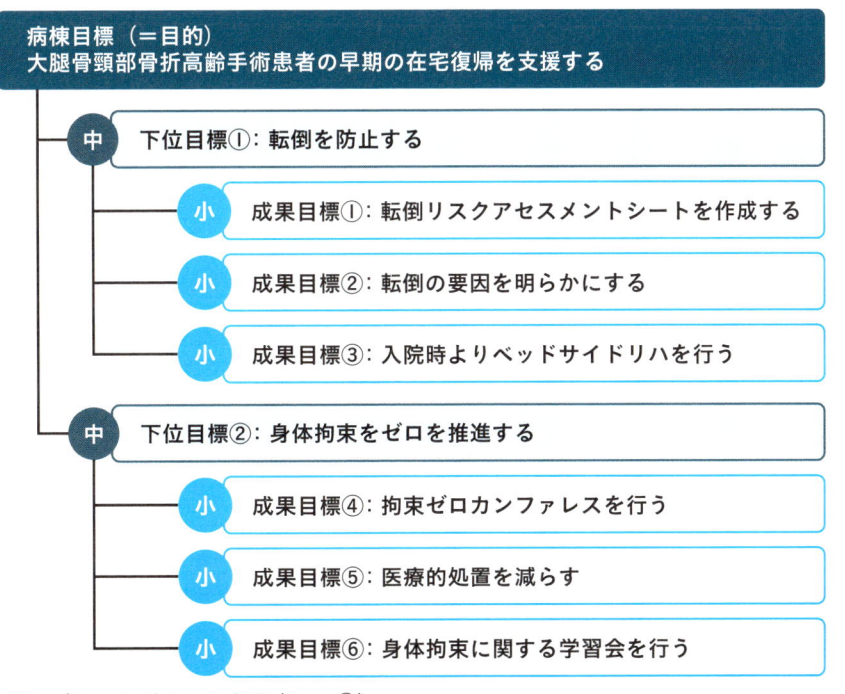

図10-②：目標のブレークダウンの方法（Step②）

する」という目的の実現を図るための目標として、「大」「中」「小」の目標を検討して、下位目標の1つを「中」の目標に分類された「転倒を防止する」と「身体拘束のゼロを推進する」を立て、下位目標①、下位目標②としました。さらに、「小」の目標それぞれを具体化し「成果目標①〜③」を設定しています。「成果目標」は、具体的に現象の変化が判定できる目標です。

看護サービス提供における4視点の構造（原式）

■1―看護サービス提供における4視点の構造

前項まで、目標のブレークダウンの方法について説明してきましたが、どのようにブレークダウンすればよいのか難しいという声を聞きます。また、ブレークダウンしたものの不足していることもあり、そのようなときはどうすればよいのかなどの質問を受けることもあります。そこで、筆者は、ブレークダウンをスムーズに行い、必要とされる目標を設定できる4つの視点を開発しました（図11）。

この構造は、上段と下段に分かれており、上段は看護職の行動を現す部分で、下段は看護サービスにより導かれるアウトカムの部分です。行動は、「Nursing（看護の提供）」と「Learning（スタッフの学習）」に分かれ、アウトカムは「Patient

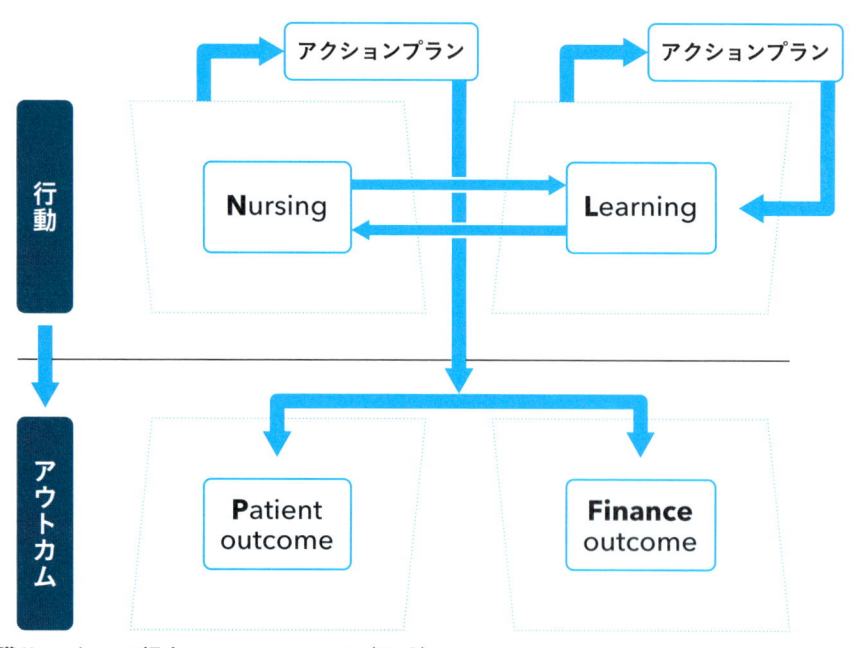

図11：看護サービスの4視点のフレームワーク（原式）

outcome（患者についてのアウトカム）」と「Finance outcome（経済的アウトカム）」に分かれます。「アクションプラン」は、行動にのみ付随しており、アウトカムに設定はありません。

■ 2 ― 看護サービスの 4 つの視点のフレームワークの使い方

このフレームワークは、原則、SWOT による現状分析後に、目標設定の際に使用します。

エクササイズ

表 10 は、現状分析の結果設定された目標の例です。①〜⑫の成果指標が挙げられています。これらを、4 つのサービスの視点で整理するとどのようになるでしょうか。4 つのフレームに当てはめてみましょう。図 12 は、その回答です。

表10：現状分析の結果設定された目標の例

目標（1）転倒を防止する
①リスクアセスメントシートを作成する ②転倒要因を明らかにする ③在院日数が減少する ④転倒しない
目標（2）身体拘束を廃止する
⑤拘束ゼロカンファレスを行う ⑥医療処置を減らす ⑦身体拘束と人権に関する学習会を開催する
目標（3）栄養サポートを行う
⑧多職種カンファレンスを行う ⑨低栄養スクリーニングを行う ⑩家族指導を行う ⑪高齢者の低栄養について学習会を開催する ⑫栄養状態が改善する

4 つのサービスのフレームの上段は、看護サービスの実践レベルが該当します。エクササイズでは、①〜⑫のうち、①②⑤⑥⑧⑨⑩の 7 つが該当しました。③は「在院日数が減少する」ですので、財務に関する目標です。また、⑦と⑪は、どちらも「学

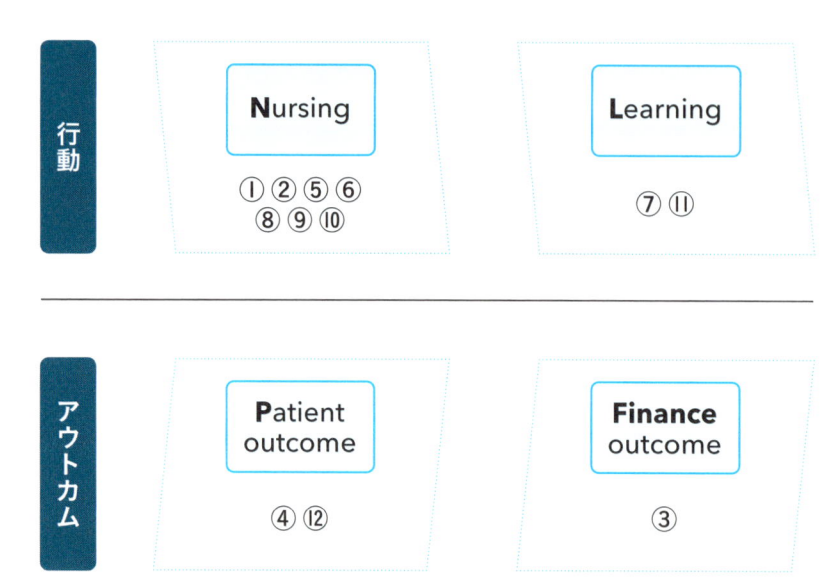

図12：**看護サービスの4視点による分類**

習会を開催する」であり、行動レベルの目標でも学習に関することですので、これは「ラーニング」に該当します。また、整理を行うことで、全体的にアウトカムの目標が提示されていないことが見えてきました。

このように、このフレームは、ブレークダウンした目標同士の関係を確認でき、不足する目標に気づくことができる構成になっています。

■ 3 ─ **看護サービスの4視点のフレームワークと目標のブレークダウンの関係**

図13は、看護サービスの4視点のフレームワークと目標のブレークダウンの関係を示した図です。

下位目標①は、上位目標である「病棟目標（例では、高齢入院患者のADLの低下を予防し、自宅への早期退院を支援する）」に対する「提供する看護サービスに関する目標」です。本視点の軸になる下位目標です。下位目標①の看護サービスの視点とは、看護のケアの提供に関するサービスの本体のことです。

下位目標②は、「その看護サービスを行うために必要なスタッフの学習に関する目標」です。看護の現場には、看護職員が学習しなければならないことは多くありますが、ここでは、病棟目標を実現するための下位目標①の看護ケアに関することを行うという考え方です。

下位目標③は、下位目標①で提供した看護サービスにより期待される患者・家族へのアウトカムの目標です。

```
上位目標 → 下位目標

病棟目標：
高齢入院患者のADLの低下を予防し、自宅への早期退院を支援する

①提供する看護サービスに関する目標　　　　　　　　　　　　　　　　実施
②その看護サービスを行うために必要なスタッフの学習に関する目標　　実施
③提供した看護サービスにより期待される患者・家族へのアウトカムの目標　結果
④提供した看護サービスにより期待される財務に関するアウトカムの目標　結果
```

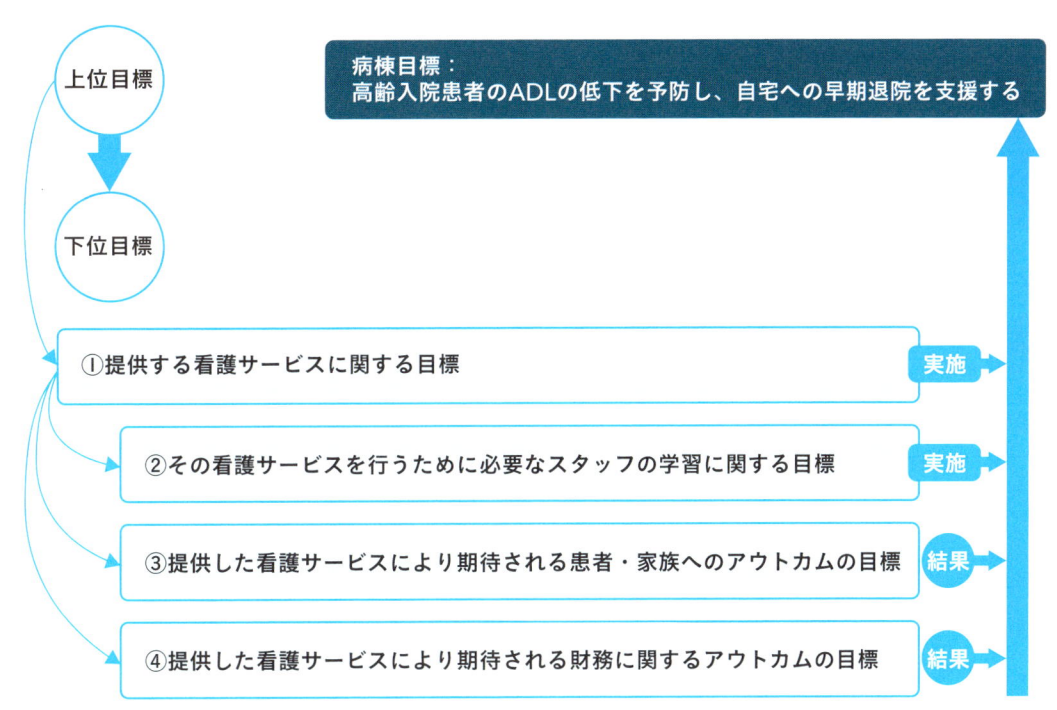

図13：看護サービス提供における4視点のフレームワークと目標のブレークダウンの構造（原式）

　下位目標④は、下位目標①で提供した看護サービスにより期待される財務に関するアウトカムの目標です。

　この4視点のブレークダウンは下位目標①軸にし、関連する内容で構成されます。

■ 4 ─ ブレークダウンの例

　計画立案においては、どのような計画であっても、表をもちいて記述すると有効です。目標のブレークダウンで活動内容をわかりやすくして、評価もしやすいものとする必要があります。

　表11は、「看護サービス提供における目標ブレークダウンの4つの視点（原式）」にそって、目標を展開した例です。病棟目標は、「高齢入院患者のADLの低下を予防し、自宅への早期退院を支援する」です。縦軸は、下位目標の「看護サービス」を最上層に記載し、その看護サービス提供のための「看護職員の学習」、提供した看護サービスによって期待される「患者のアウトカム」、提供した看護サービスによって期待される「財務のアウトカム」をブレークダウンしています。

　横軸は、実施後の評価を行いやすくするために、「成果目標」「成果指標」「目標値」を提示しています。

表11：看護サービスの提供における4視点のフレーム（原式）によるブレークダウンの例

病棟目標： 高齢入院患者のADLの低下を予防し、自宅への早期退院を支援する				
	成果目標（内容）	**成果指標**	**目標値**	

下位目標①：提供する看護サービスに関する目標

成果目標（内容）	成果指標	目標値
1）転倒を防止する ①転倒リスクアセスメントシートを作成する ②転倒リスクアセスメントシートを使用する ③ベッドサイドリハプログラムを作成する	①シートの完成 ②シートの利用率 ③プログラム完成	①7月完成 ②対象100% ③9月完成

下位目標②：①を提供するためにスタッフの学習に関する目標

成果目標（内容）	成果指標	目標値
①高齢者の身体機能の特徴を学習する ②スタッフが学習会に参加する ③大腿骨頸部骨折による筋力低下状態を理解する	①学習会の開催 ②学習会参加率 ③ミニテスト	①3回／年 ②職員の100% ③平均7点以上

下位目標③：①を提供したことによる患者・家族へのアウトカムの目標

成果目標（内容）	成果指標	目標値
①転倒しない ②予定どおりリハビリが進む ③在宅に退院する ④栄養状態が改善する	①転倒率 ②バリアンス発生率 ③在宅復帰率 ④血液検査指標	①0% ②0% ③100% ④上昇

下位目標④：①の提供に関係する財務に関するアウトカムの目標

成果目標（内容）	成果指標	目標値
①在宅復帰支援の上昇 ②多職種カンファレンス評価 ③平均在院日数の減少	①在宅復帰率 ②実施率 ③平均在院日数	①80%以上 ②1回／週 ③21日

出典：原玲子：目標管理の実践・評価ワークブック；「あるべき姿」を実現する成果目標・指標のつくり方，第2版，〈看護管理実践Guide〉，日本看護協会出版会，2018, p.77-89, を参考に作表

看護管理実践に対する「評価」の考え方

　1年後の結果を評価する際は、「結果」は「目標値」に対して判定します。基本的には、目標値を分母にして、実施値に対する割合を算出します。たとえば、100％を目標値にして実施値が70％であった場合は、達成率は70％です。こうした目標値は、計画立案の際に提示しておくことが重要です。

　そして、「結果」の70％をどのように「評価」するかについては、表12に示したような基準表を作成しておくと、可能な限り、客観的な評価ができます。また、「何ができて、何ができなかったのか」などが明確になり、今後の課題も見えてきます。それを計画立案の段階で設定しておきます。

表12：得点割合と評価の考え方の例

得点割合	評価	評価基準
80％以上	A	大変良好である
70～79％	B	良好である
60～69％	C	目標達成には不足がある
59％以下	D	不足である
実施せず	E	

プロセスも評価する

　とかく、成果というと、「転倒が減少する」「平均在院日数が減少する」「在宅復帰率が上昇する」などのアウトカムの視点のみに、目が行きがちです。

　しかし、そのアウトカムは、「マニュアルを作成する」「リスクアセスメントシートを作成する」「シートを活用する」「リハビリを行う」「多職種カンファレンスを行う」「PNSで取り組む」など、看護サービス活動のプロセスがあったうえで導き出されるアウトカムです。

　したがって、活動のプロセスも評価しないわけにはいきません。がんばって取り組んだが、その結果が期待した値に達していなくても、取り組んだことが「無」であったという考え方をしないことが大切です。

　そこで、「看護サービス提供における4視点（原式）」フレームでは、「①提供する

看護サービスに関する目標」および「②その看護サービスを行うために必要なスタッフの学習に関する目標」を実践レベルの目標に位置づけし、①②における成果目標は、看護サービスにおけるプロセス評価となります。

また、提供した看護サービスによる成果は、「③提供した看護サービスにより期待される患者・家族へのアウトカムの目標」と「④提供した看護サービスにより期待される財務に関するアウトカムの目標」の2つに分けて、全体的なアウトカムに位置づけています。

病棟目標のアウトカムは、患者・家族に対する変化と、財務に関する変化がクローズアップされます。たとえば、「高齢患者のADL低下予防」の看護実践を強化しても、患者のアウトカムでは、「ADLが入院時より低下する率が上昇する」こともあります。そして、そのことにより、「平均在院日数が延長」して、財務に関するアウトカムも低い結果になることもあります。

しかし、患者に対する結果を伴わないことがあっても、看護サービスを提供しなかったわけではありません。仮に、スタッフがADL低下予防について学習し、ベッドサイドリハビリに取り組んだとします。それは、看護サービスの提供のプロセスですので、その実施に関しても評価することが重要です。

病棟目標の達成を目指して企画された「看護管理実践計画」は、その年度で完了することばかりではなく、次年度にPDCAサイクルを回してブラッシュアップさせていく必要があります。その際、患者・家族に対するアウトカムや財務に関するアウトカムと、提供した看護サービスの実践の関係を分析して、次年度の計画に生かすことの検討を行いますが、当該年度に行った努力に関する評価は見える化しておく必要があります。

このように「看護サービス提供における4視点（原式）」フレームによる目標ブレークダウンは、病棟目標として提供した看護サービスのプロセス評価も行えるシステムです。

MEMO

　めざす看護サービスの直接的提供とそのサービスを行うために必要なスタッフに必要な学習について、関係性を考えながらメモしてみましょう！

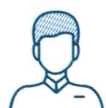

Part—I　看護管理実践計画の立て方

Step >>> 6
組織化とアクションプランの素案を作成する

組織化とは

■1—目標を達成するための「組織」づくり

　管理のプロセスは「計画化→組織化→指揮→統制」という一連のプロセスを原則とします。目的として何を実現するのか、その目的を実現するために何を目標とするのかなど、これまで説明してきた機序に関しては計画化のプロセスになります。

　計画したことを実践するために、組織化が必要です。「組織化」とは、目的・目標を達成するために効果的な組織を編成することをいいます。

■2—病院目標のブレークダウンと組織化

　図14に、病棟目標のブレークダウンと組織化の例を示しました。この病棟の病棟目標（＝目的）は、「高齢患者の転倒を予防する」です。現状分析の結果から、下位目標となる3つの成果目標にブレークダウンしました。

> 成果目標①「転倒事例から転倒要因を明らかにし、対策を立てる」
> 成果指標②「転倒リスクアセスメント内容を整理し、シートを作成する」
> 成果指標③「転倒に対するアセスメント力を高める研修会を実施する」

　成果目標①〜③に対して組織化を行い、以下のチームを編成しました。

> 成果目標①「原因分析チーム」
> 成果目標②「アセスメントシート作成チーム」
> 成果目標③「研修会企画チーム」

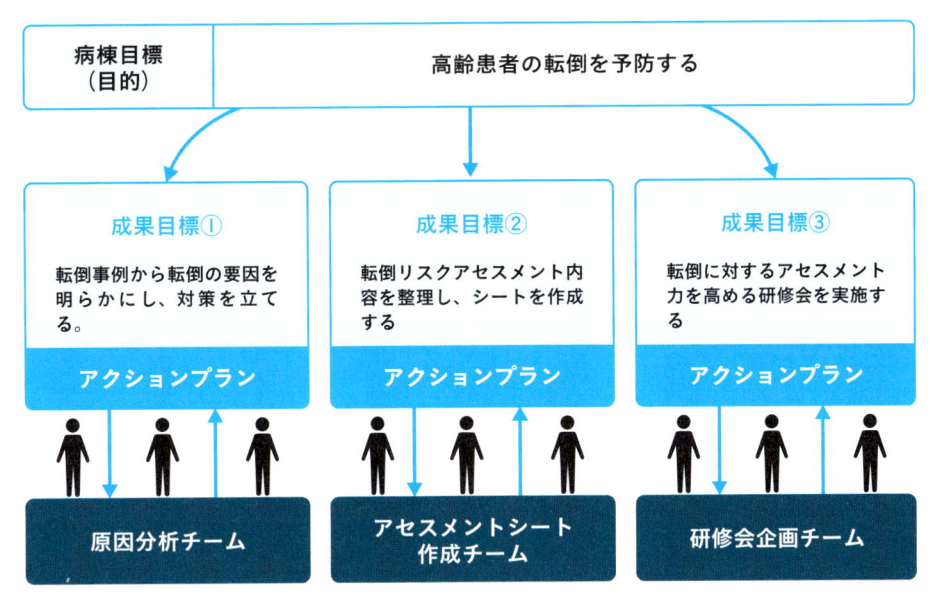

図14：病棟目標のブレークダウンと組織化の例

　アクションプランは、それぞれチームで作成することになります。

看護管理実践計画におけるチームのつくり方

■1─看護管理実践計画の目的・目標に応じてチームを編成する

　組織化の話をすると必ず、「うちは、固定チームを2つに分けている。この関係をどのように考えるか」という質問を受けます。

　固定チームナーシングなどの看護提供システムとして編成しているチームは、基本的に、日常の看護サービスを効率的・効果的に提供することを目指した体制です。仮に、大きな成果目標が2つあって、それぞれの固定ナーシングチームに担当をしてもらうことにしても、そもそも目的の異なるチームなので、アクションプランの作成に難渋します。

　チームの規模が大きく、「人数が多すぎる」「同じ人に役割を押しつける」「やらない人間が多くなる」「実施しなくても何も言わない」「役割をもつという自覚が希薄になる」などで、実践すること自体が難しくなることが多い状況があります。

　組織化とは、目的・目標を達成するための効果的な組織を編成することです。もともとあるチームに当てはめるという考え方はお勧めしません。

Step 6　組織化とアクションプランの素案を作成する　51

■2―チームの適正規模

アクションプランの実現のためには、メンバーの数も重要で、責任を担い、お互いに協力し合うには、5～6名程度が最も適切な人数と思われます。目的・目標の内容に応じてではありますが、それぞれの固定チームに任せるのではなく、それぞれの固定チームからメンバーを選出するというのもよい方法です。

アクションプラン

■1―アクションプランとは

アクションプランとは、文字どおり具体的な行動を計画することです。一人で行うことが難しいことや、複数で行ったほうが良い結果が期待できることがあります。目的・目標を達成するために、チームは個人の特性や経験年数を検討して編成します。看護管理実践計画として提示した下位チーム応じて、チームを編成し、アクションプランはそのチームごとに検討します。

■2―「病棟目標」「成果目標」は病棟師長が提示

図15は、部署の「目的・目標」に対する「成果目標」～「アクションプラン」の

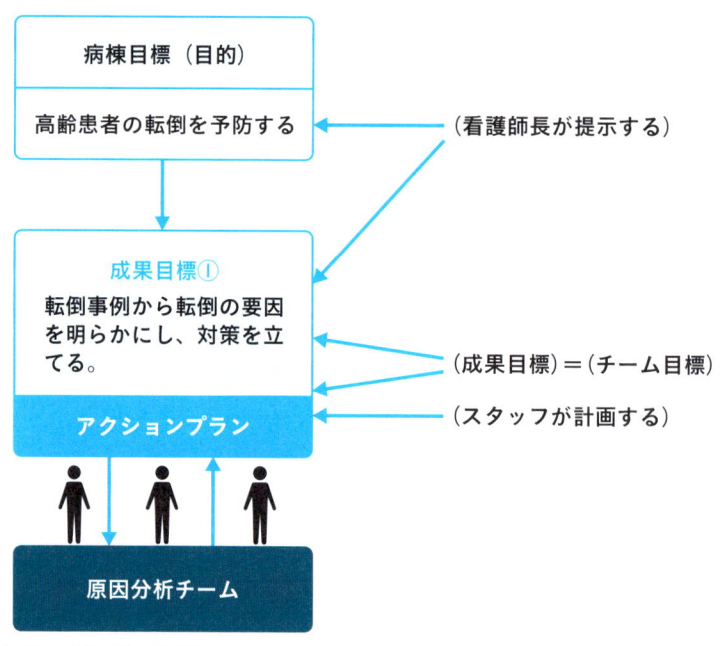

図15：成果目標とチーム目標の関係

関係性を示した図です。部署の「成果目標」は、組織化されたチームによる活動に対し、「期待する結果」であり、2つは同じであることを示しています。

「成果目標」までは看護師長の責任で提示しますが、チームはその目標を共有して、その実現のためのアクション（行動）を計画します。

看護師長から成果目標が示されることは、スタッフからみれば何をすればよいのか明確になり、アクションプランを立てやすくなります。また、このチームによるアクションプランの策定とその活動の結果は、部署の成果目標として還元されるので、部署目標の設定作業に貢献することになります。

組織化に当たっては、基本的に、看護師長がチームリーダーを指名します。役割分担については、事前にチームリーダーとどのように分担すると順調に進むかを検討してからアクションプラン作成に臨むと効率的です。

■3─アクションプラン＝「いつ」「だれが」「何をする」の明示

表13は、「病棟目標：高齢患者の転倒を予防する」に対する成果目標の一つ「転倒事例から転倒の要因を明らかにして対策を立てる」に対するアクションプランの例を示しています。

繰り返しになりますが、アクションプランは具体的な行動計画です。「いつ、だれが、何をする」を明確に示す必要があります。

表13：成果目標に対するアクションプランの例

病棟目標（＝目的）　高齢患者の転倒を予防し、早期退院を支援する。

⬇（※ブレークダウンした成果目標の1つを選ぶ）

成果目標①　転倒事例から転倒の要因を明らかにして対策を立てる

原因分析チーム・メンバー：◎青森、〇秋田、岩手、宮城、福島、山形
（◎リーダー　〇サブリーダー）

アクション	期日	担当者
①20〇〇年度の転倒事例の原因をリストする	5月20日	青森、秋田、岩手、山形
②リストの内容から転倒の要因を、患者、環境、疾患等の視点で分類して、転倒の特徴を整理する	5月30日	青森、秋田、岩手、山形
③①および②の転倒の特徴を共有し、対応策を検討して、まとめる。	6月15日	全員
④転倒の要因と対応策について看護師長に報告する	6月30日	福島
⑤転倒の要因と対応策について病棟会議で報告する	7月5日	福島
⑥病棟会議の後、病棟看護師の意見を聞く	7月5日〜2週間	全員
⑦転倒防止マニュアルを作成する	7月30日	全員

　表13における事例では、①〜⑦の具体的なステップでのアクションを計画しています。すべてのステップで何をすればよいかわかるように、「……リストする」「……整理する」「……まとめる」「……報告する」「……聞く」「……作成する」などで表現しています。アクションでは、具体的な成果物がわかるように、現象の変化で表記をすることが重要です。

　さらに、いつまでに行うのか、「期日」を明記することも必須です。期日は、無理のない範囲で設定し、決定したら必ず期日を守ることが何より重要です。

MEMO

　現在、考えている目標とそれを達成するための効果的なメンバー構成をメモしてみましょう！

Part—I　看護管理実践計画の立て方

Step >>> 7
看護管理実践計画をスタッフに説明し、面接を行い、計画の実践を支援する

スタッフへの説明

■1─看護管理実践計画の実行者はスタッフ

　看護管理実践計画は、「今年度の看護サービスを提供するうえでの病棟運営の計画」であり、具体的には、部署を構成するスタッフによって実行されます。そのため、今年度の病棟目標は何で、成果目標として何に取り組むのか、その全体をスタッフに明示し、共有する必要があります。

■2─説明内容と資料

　看護管理実践計画を行うにあたって、スタッフに説明する内容と準備する資料を以下に示しました。

> 部署のスタッフに説明する内容と資料
> 1. 病棟目標の設定の理由
> 2. 「あるべき姿」と組織分析の結果「強み」「弱み」「機会」「脅威」を整理したシート
> 3. 病棟目標と成果目標
> 4. 成果目標ごとのチームリーダーとメンバー
> 5. アクションプランの素案

病棟目標の設定の理由

　説明にあたっては、地域包括ケアシステムの推進、身体拘束ゼロの推進など、今日の保健医療福祉を取り巻く外部環境の変化、外部要因において所属する病院の地域アセスメントの内容、病院の立ち位置、そして病棟の特徴を説明し、病棟目標の設定の理由を説明します。

(1) 「あるべき姿」と「病棟目標」について

　看護サービスを提供することにおける病棟の使命および展望を説明し、そのうえで、部署の「あるべき姿」を丁寧に説明することが何より重要です。そして、この「あるべき姿」の実現に向けて、組織分析を行ったことを説明します。

(2) 「あるべき姿」実現のためのSWOT分析の結果について

　病棟目標（あるべき姿）の実現を目指して、「SWOT分析」の結果と整理された「強み」「弱み」について、組織分析メンバーがだれであるかも含めて資料で提示します。

　「強み」「弱み」「機会」「脅威」は、最初にスタッフに課題として提出してもらっているので、スタッフから「強み」「弱み」としてどのようなことが挙げられ、「機会」「脅威」にどのようなことが挙げられたかも、整理したシートに基づいて説明することも大切です。

(3) 成果目標と組織化について

　病棟目標（あるべき姿）をブレークダウンした結果、どのような内容が挙げられ、最終的に、成果目標として何を取り上げたのか、どのような組織化を行ったのかを、順を追って簡潔に説明します。そして、成果目標ごとにそれぞれのグループリーダーを指名し、期待する結果を説明します。

スタッフと面接を行い、計画の実践を支援する

■1 ─ 面接の時期と基本的な内容

　部署の目標達成のためには、計画したアクションプランを確実に実施できるように、スタッフに対する意識づけと実践をサポートする必要があります。

　面接の時期と基本的な内容は、図16に示しました。最初の面接が4月ではあわただしいので、5月頃をお勧めしています。看護師長との面接により、役割を確認して、

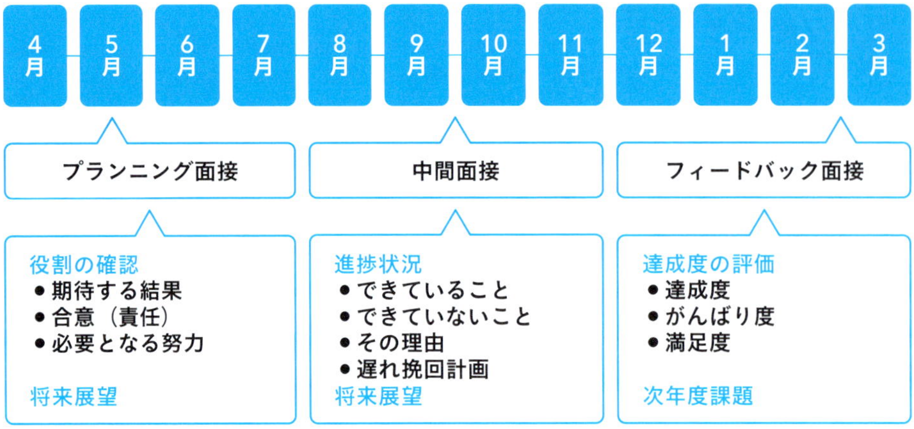

```
┌──┬──┬──┬──┬──┬──┬──┬──┬──┬──┬──┬──┐
│4月│5月│6月│7月│8月│9月│10月│11月│12月│1月│2月│3月│
└──┴──┴──┴──┴──┴──┴──┴──┴──┴──┴──┴──┘
      ↑           ↑              ↑
 プランニング面接    中間面接      フィードバック面接
```

プランニング面接	中間面接	フィードバック面接
役割の確認 ●期待する結果 ●合意（責任） ●必要となる努力 将来展望	進捗状況 ●できていること ●できていないこと ●その理由 ●遅れ挽回計画 将来展望	達成度の評価 ●達成度 ●がんばり度 ●満足度 次年度課題

図16：**スタッフとの面接と支援のポイント**
（出典：原玲子：目標管理の実践・評価ワークブック；「あるべき姿」を実現する成果目標・指標のつくり方、第2版、日本看護協会出版、2018、p.6、より一部改変のうえ引用）

スタッフがその役割に取り組むことに合意すれば、それが意識づけとなります。スタッフにとっては、業務に対する責任が発生したことになります。

■ 2 ― 継続的な支援と面接の役割

　面接をしたことによって意識づけの効果はあります。しかし、面接は単発的な成果はあっても、継続的に努力していくための活動の支援にはつながらないことが多々あります。機会あるごとに、「どこまで進んでいるの」「いつミーティングなの」などと声をかけ、進捗状況を確認し、刺激することも重要です。

　また、中間面接の際には、遅れを挽回するための計画などを指導して、活動が停滞しないようにサポートします。これも面接の大きな役割です。さらに、フィードバック面接を行い1年を振り返って、成果目標の達成度を評価します。

　個人の取り組みについて振り返り、次年度に生かすために、面接は重要な意味をもっています。

Part II
看護管理実践計画書の書き方

Part―II 看護管理実践計画書の書き方

Basic
看護管理実践計画書とは

看護管理実践計画書の目的

　看護管理者は、看護組織の責任者として、看護組織をマネジメントする役割を担います。看護組織は、看護職の集団であり、その仕事は、看護を提供することです。Part Iでは、看護管理実践計画とは、「担当する看護組織の看護サービス提供上の問題を明らかにし、その問題解決を図る方策を立案すること」とし、あるべき姿を実現するための組織分析、目標設定、組織化とアクションプランについて解説してきました。

　看護管理実践計画書とは、その問題解決のためのプロセスを誰にでもわかるように提示することですが、その目的は、看護管理プロセスを「見える化」することにあります。では、誰に対する「見える化」を行うのかというと、一義的には、患者や家族に、私たちは、「このような看護を提供します」と示すためです。そして、計画した看護サービスの実践を行うスタッフのためであり、さらに、計画をマネジメントする看護管理者のためでもあります。

看護管理実践計画のプロセスの構造

　看護管理実践計画書に限らず、レポートでも、論文でも、記載するためには、何を記載するのかを決めておくことが必要です。そのためには、その課題の全体像を把握しておく必要があります。図17 は、看護管理実践計画のプロセスの構造です。看護管理実践計画の整理には、時間軸に沿って、①「現状分析に関すること」と、②「目標設定に関すること」、が必要になります。

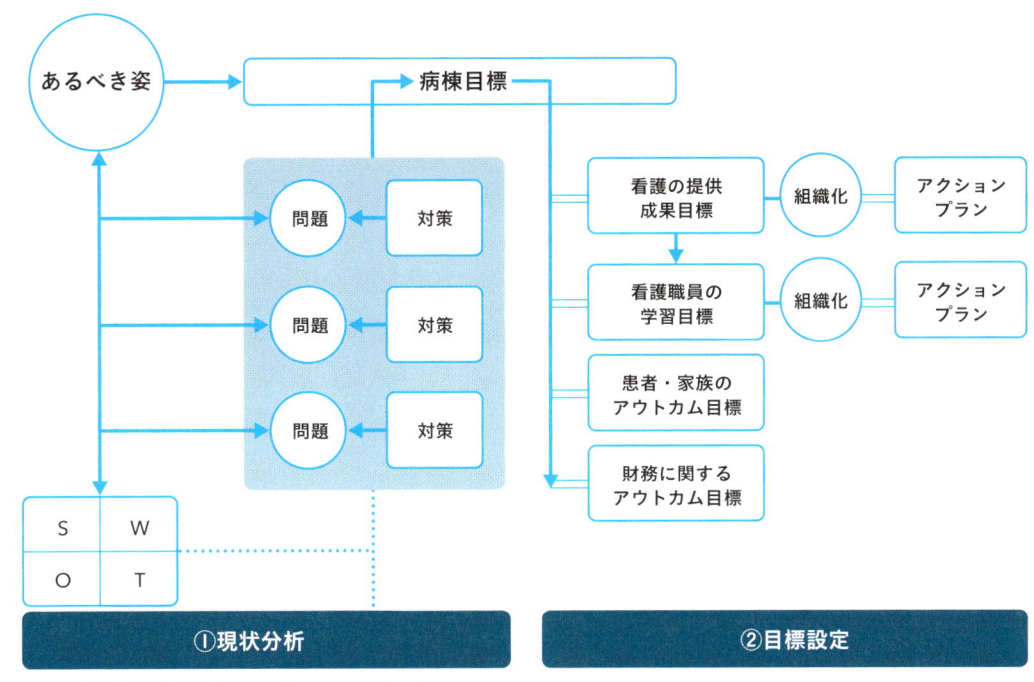

図17：看護管理実践計画のプロセスの構造

看護計画実践計画書に必要な内容

　看護管理実践計画書の作成にあたって、必要な内容について、図17 に基づいて、説明します。図17 では、看護管理実践計画に必要な内容は、「現状分析」と「目標設定」の大きく、2つのプロセスで構成しています。

■ 1 ― 現状分析編をまとめる（表 14）
　看護実践計画書の作成の手順として、最初に行うことは、企画する「看護管理実践計画書」の内容に適した、全体を言い表すタイトルをつけることです。タイトルは、内容との整合性からあとで修正することも可能です。キーワードを入れて仮のタイトルでも作成しておくと、そのテーマにそってまとめることが意識でき、論旨の一貫性を確保しやすくなります。

　計画書の本論は、保健医療福祉を取り巻く環境と所属施設の立ち位置の説明から開始するとまとめやすいです。続けて、所属施設の特徴について説明します。ここでは、「あるべき姿」に関係する部署の「入院患者の特徴」に関する説明が必要です。そして、部署の「あるべき姿」をどのように考えたのかを示し、「あるべき姿」の実現を

目指した「SWOT分析」から見えた問題に対し、「クロスSWOT分析」にて課題解決の方策を検討し、その結果を説明します。

■2―目標設定編を組み立てる

目標設定編では、まず、「あるべき姿」を見据えて設定した今年度の病棟で取り組む「病棟目標（＝目的）」について説明します。このとき、「あるべき姿」と「病棟目標」の抽象度の次元を再度検討して、「病棟目標」が「あるべき姿」より大きくならないように注意します。

続けて、病棟目標からブレークダウンした内容を説明します。同時に、目標達成の活動のために編成した組織と、そのメンバー、アクションプランを提示します。

表14：看護計画実践計画書の作成の手順

1. 本計画書のタイトルを確認し、保健医療福祉を取り巻く環境と所属施設の立ち位置について説明する。
2. 所属施設の特徴についてまとめ、部署の目指す「あるべき姿」と「病棟目標」の構想について説明する。
3. 組織分析の結果として、まず、「SWOT分析」「クロスSWOT分析」表を作成する。
4. 「SWOT分析」「クロスSWOT分析」の表を確認しながら、内容を簡潔に説明する。
5. 病棟目標からブレークダウン（4視点）などを活用して成果目標・成果指標・設定した目標値を説明する。
6. 成果目標単位の組織化とアクションプランについて説明する。

MEMO

　あなたが所属する部署全体で、取り組みたいと考える看護の内容をメモしてみましょう！

Part—II　看護管理実践計画書の書き方

Step >>> 1
計画書のタイトルを確認し、保健医療福祉を取り巻く環境と所属施設の立ち位置を説明する

　看護管理実践計画書は、基本的には、部署で実践していくために、スタッフと共有できるように提示するものです。状況によって、セカンドレベル研修のレポートとして作成する場合や、看護師長会での報告など、副次的に活用することもあると思います。どのような活用であっても、全体を作成しておくことが必要です。その上で、レポートなどとして提出する場合は、提出の要件や枚数の制限に応じたに内容を検討して、記述する必要があります。

　本書では、基本的な書き方について解説したいと思います。

■1―看護管理実践計画書のタイトルについて

　まず、看護管理実践計画書の「タイトル」を付けます。「看護管理実践計画書」ではなく、その内容に対して、適切な看板をつけることが「わかりやすさ」を周知する上でも、論旨の一貫性を図る上でも重要です。タイトルは、多くの場合、病棟目標からヒントを得て、「高齢患者のADL低下予防と早期退院支援計画」「ストーマ創設術を受けた高齢患者の早期退院支援計画」「終末期にあるがん患者のエンドオブライフケア支援計画」など、この計画はどのような内容なのか、その概要を言い表すようにします。文末に「計画」を付けて結ぶとタイトルとしてしまりが良くなるのでお勧めです。

　「……計画（仮）」など、仮タイトルにしておいて、全体を作成した後に、内容との整合性を確認し、最終タイトルに決めるのも良い方法です。

■2―保健医療福祉を取り巻く環境と所属施設の立ち位置について

　現状分析の要は「あるべき姿」の構想の提示です。その構想は、保健医療福祉を取り巻く環境と所属する施設の立ち位置や役割と深く関係します。そこで、まず、現在の保健医療福祉情勢について説明し、そのうえで、施設の地域における役割、特徴を

説明すると論理的です。

保健医療福祉を取り巻く環境について

　保健医療福祉を取り巻く環境の説明には、「現在、わが国は、世界に類のない高齢社会となり、地域包括ケアシステムの構築がすすめられている」など、図18のように、逆三角形で、所属施設の立ち位置や役割などを整理すると、論点が絞られ、計画との関係性がわかりやすくなります。

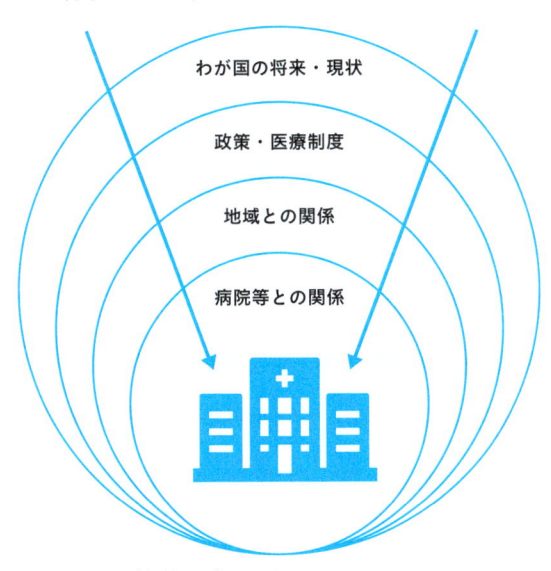

背景の整理（逆三角形のストーリー概要例）

- わが国の将来・現状
- 政策・医療制度
- 地域との関係
- 病院等との関係

図18：背景の逆三角形のストーリーの整理のポイント

　ところで、高齢者の人口が増えていることを記載する看護管理実践計画書が増えてきましたが、時々、間違った表現をしていることがあります。

　高齢化率とは、65歳以上の高齢者人口が総人口に占める割合をいい、その高齢化率が、7～14％を高齢化社会、14～21％を高齢社会、21％以上を超高齢社会と表現します。内閣府の調査[2]によると、2017年度で高齢化率が27.7％となり、現在のわが国は、超高齢社会になっています。時々、レポートに、「わが国は、高齢化社会となり……」などと、表現されていることがありますが、表記の誤りなので、注意が必要です。

引用文献（URL：2020年8月5日閲覧）
2）内閣府：平成30年度高齢社会白書（概要版）；第1節　高齢化の状況．
　　https://www8.cao.go.jp/kourei/whitepaper/w-2018/html/gaiyou/s1_1.html

Part—II　看護管理実践計画書の書き方

Step >>> 2
所属施設の特徴および部署の目指す「あるべき姿」の構想について説明する

■ 1—所属施設の特徴について

　所属施設の特徴については、本書Part Iの15ページで提示した表4「所属施設の概要と所属部署の特徴に必要な項目」を参考に、調べてメモをしておき、その記載に沿って述べると、記載しやすいと思います。また、記載にあたっては、全体的なことから書くようにし、「看護管理実践計画」に関係するような内容に絞っていくのが基本的な書き方です。この部分は、所属する施設が地域においてどのような役割を果たそうとする組織なのかなど、地域における立ち位置に関する説明を省かないことが重要です。

　また、看護部の考え方について、「看護部の理念は、……である」などの記載をすることが多くみられますが、その記載のみで、看護部が目指している看護が見えない場合も少なくありません。看護部は看護組織の中核です。看護部の目的や方針などを示し、部署の目標との関係を記述するほうがよい管理実践報告書になります。

　しかし、所属している看護部の目標などがあやふやで把握しにくい場合は、どのような専門領域のスペシャリストを育成しているかなどから、方向性を把握することも可能です。表15は、所属施設の特徴について示した書き方例です。

表15：所属施設の特徴について示した書き方例

> **保健医療福祉を取り巻く環境と所属施設の概要について**
>
> 　わが国は、世界に類をみない超高齢社会で、地域医療構想の実現や地域包括ケアシステムの推進に向け、高齢患者が可能な限り住み慣れた地域で、自立した生活が送れるような医療提供体制の整備が求められている。
>
> 　当院は、○○県の○○地域にあり、二次医療圏にある中核的な病院で、「地域に根ざして、地域住民の安心と信頼のもと、医療サービスを提供する」の理念のもと、地域連携支援病院、地域がん診療連携拠点病院の承認を得て、地域医療に対する役割を担っている。
>
> 　地域の高齢化率は30.5％と高く、そのうち75歳以上の割合は18.0％である。内科入院であっても「腰が痛いので良くなるまで」という場合や、骨折による入院になると「1人で身の回りのことができるまで」と、希望する高齢患者が多く、病院受診においても医療依存度が高い傾向にある。
>
> 　当院は、15の診療科を有し、病床数は○○○床で、急性期一般入院基本料（7対1）の病棟と、地域包括ケア病棟、回復期リハビリテーション病棟を有している。また、透析センター、訪問看護ステーションを併設し、住み慣れた地域で安心して暮らせるように継続的な支援を行っている。DPC標準病院群で、20○○年の平均在院日数は○○日、病床稼働率は○○％であった。近隣に手術可能な病院がなく、年間○○件の手術を行っている。
>
> 　看護部では、地域包括ケアの推進のため、「高齢患者の早期退院支援」「身体拘束ゼロ」「がん患者・家族のQOLを高めるための看護」を目指し、退院支援ナース、身体拘束ゼロ推進チーム、がん看護専門看護師などを育成して、看護の質の向上を図っている。

■2―担当部署の特徴について

　担当部署の特徴については、病床数と診療科の構成、入院基本料、平均在院日数、入院患者の特徴、看護提供システム、看護師の構成などを記述します。特に、入院患者などの特徴は、部署の掲げる「あるべき姿」と関係するので、説明が重要です。

　ところで、時々、病棟再編があり、新たな病床となった診療科について、「……他科の循環器が2床組み込まれた」などと、これまでの診療科を内意識で、新たな診療科を外意識で、とらえているのが伝わる表現の記載をみることがあります。同様に、自分の病床を利用して他科の入院患者を受け入れた際に、「……他科の内科の患者が

入院する」などの表現を使っている場合も見受けられます。そうした記載は、自分の病棟に入院しているのに、まるで、その患者が異端者であるかのようなイメージを与えるので気をつけたいことです。

また、時々「病棟は7対1で、……。人手不足のため、多忙である」などの記載をみることもあります。業務の煩雑さが忙しさを助長しているのかもしれませんが、7対1は看護師の実数配置に関する急性期一般病棟の入院基本料を獲得しているということなので、この場合、診療報酬上、人手不足ということはあり得ません。人手不足という言葉を安易に使用することがないように注意した方がよいと思います。

■3─「あるべき姿」の構想について

部署の「あるべき姿」とは、入院患者の特徴から「こうあるべき」「こういうことが理想である」など、望ましい状況の実現に向けて求められる看護について構想を描くものです。

(1)「あるべき姿」をまとめる際の注意

「あるべき姿」が、看護の本質サービスに関してまとめることであると、本書の18ページで説明しました。「あるべき姿」は、施設の使命や患者の特徴から、「このような状態が望ましい」と構想するものです。「あるべき姿」を提示する際に、注意したいことは、「多職種カンファレンスを実施していない」「看護師の転倒リスクアセスメントが弱い」「病棟と外来の連携が悪く患者情報を把握していない」「ADL低下予防の看護が不足している」「看護師が病態を理解していない」などのできていない評価を提示し、それを理由に、「そこで、あるべき姿を……と設定した」などと、述べないようにすることです。そのような「できていないこと」などは、「あるべき姿」の実現に向けてSWOT分析した結果、「弱み」に該当する部分です。「あるべき姿」の構想の理由にはならないので注意が必要です。

(2)「あるべき姿」の抽象度の次元

抽象度とは、現状を言語化する際の視点の高さなどのことを言います。

表16は、部署の特徴と「あるべき姿」について示した書き方例です。この病棟は、入院患者の特徴から、「あるべき姿」の患者層が、①高齢肺炎患者、②高齢骨折患者、③高齢がん患者、の3層になっています。この①〜③を「高齢患者」としてのみ提示すると、抽象度の次元があがり、具体をイメージできなくなります。看護部の目標であれば、「高齢入院患者」でもよいと思いますが、病棟では、その抽象度の次元は上

げすぎないほうが看護サービスの対象がイメージしやすくなります。

その場合は、表16のように、「高齢肺炎患者、高齢の骨折患者の早期回復、早期退院」と「終末期にある高齢がん患者のその人らしい生活のための退院支援」の2つを掲げても問題ありません。むしろ、それぞれの状況について現状分析を行ったほうがよいので、わざわざ1つにまとめる必要はありません。

しかし、たとえば、字数制限のあるレポートなどの場合は、「今回は、高齢肺炎患者の退院支援に焦点をあててレポートする」などの断りを入れて端的に「あるべき姿」を述べるのも、選択方法の1つです。

表16：部署の特徴と「あるべき姿」について示した書き方例

　担当部署は急性期一般病棟で、病床数は、呼吸器内科〇床、消化器内科〇床の計〇床であるが、空床があれば、高齢者の圧迫骨折や大腿骨頸部骨折の救急入院を受けている。入院基本料7対1、昨年度の平均在院日数は11日、病床利用率は80.2％、重症度、医療・看護必要度は平均36.2％以上、在宅復帰率は69.8％であった。100％看護師で構成され、看護師〇〇名、平均年齢〇〇歳（22〜48歳）、看護師の年齢層は、30〜39歳が〇〇名（〇％）で最も多いが、新人看護師も〇名〇％と続き、看護経験年数は、大きく2層に分かれる。看護補助者は〇名で、看護提供方式は、固定チーム方式で、一部プライマリー方式である。

　入院患者の約85％が高齢患者であり、認知症の患者も多い。呼吸器内科も高齢肺炎患者、消化器内科でも高齢がん患者が多く、終末期を病棟で過ごす状況も増えてきている。全体として、転倒、せん妄、ADLの低下などにより入院が長引き、また、自宅や介護施設などに退院できなくなる場合が少なくない。そこで、部署のあるべき姿としては、「高齢肺炎患者の早期回復・早期退院」「高齢の骨折患者の早期回復・早期退院」と「終末期にある高齢がん患者のその人らしい生活のための退院支援」を掲げた。

　①高齢肺炎患者、②高齢骨折患者、③高齢がん患者の3種類の患者層に対する看護について、現状分析が必要になるが、①〜③の患者層は、内容的に異なるので、3者は別々に分析することにした。

Part—II　看護管理実践計画書の書き方

Step >>> 3
「SWOT分析」「クロスSWOT分析」結果表を作成し、説明する

組織分析（SWOT分析）結果について

　分析チームにより検討した「SWOT分析」の「強み」「弱み」「機会」「脅威」の結果を整理して、1枚の表に作成します。その際、この分析は、何の実現に向かって行ったのか、「あるべき姿」を提示することが重要です。

　「強み」と「弱み」は、「あるべき姿」の実現のための組織内の能力分析です。「機会」「脅威」は、「あるべき姿」を実現に関する外部の環境要因です。それぞれ、リストされた項目（情報）を整理する際には、「なぜ、強みなのか」「なぜ、弱みなのか」を確認し、かつ、「強み」として提示したことには、「弱み」としての要素を含んでいることもあるので、その辺りの確認も必要です。また、「機会」でリストした情報は、「あるべき姿」を実現するために、「どのような機会になるのか」、「脅威」に挙げた情報は、「なぜ、脅威なのか」などを考えながら整理をするのがポイントです。

　表17にSWOT分析の結果の表の書き方例を、表18にSWOT分析についての説明の書き方例を示しました。結果の表は資料の一部でしかないので、簡潔な説明を行うことが必要です。

表17:「高齢肺炎患者の早期回復と早期退院支援」の実現を目指したときの組織分析(SWOT分析)の結果(例)

強み	弱み
• 肺炎患者用クリティカルパスがあり、それに基づいて医療・看護を提供している • 外来に、入退院センターがあり、入院前から患者情報を取得し、リスク患者のスクリーニングをしている • 地域のケアマネを含む多職種による定期的なカンファレンスを1回/週、実施している • 退院調整ガイドラインがあり、それに則して退院支援計画を立案している • 退院調整看護師1名、ケアマネ取得者1名が、病棟に配置され、在宅看護の視点を持つスタッフが充実している • 認知症対応力向上研修者が3名いて、早期にせん妄アセスメントを行い対応している • 呼吸療法認定士が配属されており、専門性を生かした看護の実践およびスタッフの指導にあたっている • 病棟の受け持ち看護師が、退院後訪問を行い、在宅療養支援を行っている	• 肺炎のクリティカルパスがあるが、高齢患者は、バリアンスが多いが修正していない • 入院時から点滴、フォーリーカテーテルを留置して、安静を強いることから、ADLの低下を招くことが多い • 点滴を自己抜去してしまうことより、身体拘束を行うことがある • 入院直後からのADL低下防止リハビリ、呼吸リハビリなどを実施していない • 摂食・嚥下障害に起因する肺炎患者も多いが、看護師の摂食・嚥下障害に対する知識が不足している • ナースが配薬をしても、薬の飲み忘れなどの患者の高齢を要因に内服のインシデントが多い • 一部、受け持ち制にしているが、個別の看護計画が立案されていない場合が多い • 経験1〜3年の看護師の配置が30.0%で、せん妄への対応ができていないことが多い • 退院調整に関する看護師の調整力に個人差があり、介入が遅れることがある
機会	脅威
• 地域包括ケアの推進を目指し、地域との連携が求められている • ケアマネとの連携が「入院時情報加算」として評価される • 患者の在宅療養を担う訪問看護ステーションの訪問看護師との同行退院後訪問が加算される • 地域に医療介護情報連携の手引きがあり、具体的な連携について示されている • 身体拘束ゼロの取り組みが推進され、一部、診療報酬の減点に反映されている • 認知機能の低下や、せん妄予防に医療処置を減らす取り組みが進められている • 安全で効率的な方法としてPNSが看護提供方式として評価され、広がっている • 圏内に訪問看護ステーションが〇箇所あり、連携の取りやすい状況にある	• 院内に摂食・嚥下障害の認定看護師や専門とする職種がなく看護師の継続教育に限界がある • 摂食・嚥下障害に起因する肺炎の防止対策を取らないと肺炎を繰り返す可能性がある • 地域に入院中の情報を提供するしくみがなく、情報が途切れると、在宅療養が困難になる • 退院後訪問が評価されているが、実施できないと在宅における療養支援に不足があり再入院のリスクが高まる • 周辺の高齢化率は30%で、今後、ますます高齢化が予測され、高齢者一人くらしや、老々介護等の増加が見込まれている • 自立した在宅復帰ができないと、再発患者が増えることや、社会的入院が増加する可能性がある • 患者の安全を優先して身体拘束を行う状況があるが、患者の尊厳を守るという姿勢が課題である

表18：表17の「部署の現状分析（SWOT分析）」の説明文（例）

　今回の組織分析では、あるべき姿として「高齢肺炎患者の早期回復と早期退院支援」の実現を目指したときを分析の視点として行った。結果は表17のとおりである。

　「強み」としては、①肺炎患者のクリティカルパスがあり運用している。②外来に入退院センターがあり、入院前から退院リスク患者のスクリーニングをしている。③在宅看護の視点を有するスタッフが充実しているなど、退院調整を行う能力を有した病棟であることが示された。

　一方、「弱み」としては、①クリティカルパスで運用しているもののバリアンスが多いが修正していない。②入院時から安静を強いることが多く、ADLの低下を招き、それに対応するリハビリを実施していない。③点滴の自己抜去を予防するために、抑制してしまうことがある。④入院による環境の変化でせん妄を引き起こすことがあり、それに対し、ほとんど対応できていないなどが挙げられた。

　また、「機会」としては、①地域包括ケアの推進を目指し、地域との連携が求められ、ケアマネジャーとの連携が「入院時情報加算」として評価され、連携の機会となる。②同様に、当該患者の在宅療養を担う訪問看護ステーションの訪問看護師との同行退院後訪問が加算されるなど地域との連携活動が評価されるので、退院支援チームを地域に拡大する機会とする。③身体拘束ゼロの取り組みが推進され、認知症ケアについては、拘束により医療処置の点数が減点される現状があり部署内の看護を見直す機会になる。

　そして「脅威」として、①地域に入院中の情報を提供するしくみがなく、患者情報が途切れると、在宅療養が困難になる。②在宅における療養支援に不足があり再入院のリスクが高まる。③周辺の高齢化率は30％で、高齢者の一人暮らしや老々介護などの増加が見込まれていて、自立した在宅復帰ができないと再発患者が増えることや、病院の社会的入院が増加する可能性があるなどが挙げられた。

　以上、「高齢肺炎患者の早期回復と早期退院支援」の実現を目指したSWOT分析では、上記の情報が整理された。

クロス SWOT 分析結果について

(1) クロス SWOT 分析で検討すること
　SWOT に列挙された内容は、「あるべき姿」の実現に関係する内部と外部の情報を整理したものです。次のステップで行う「クロス SWOT 分析」は、「強み」「弱み」「機会」「脅威」にあげられた情報をクロスすることで、課題解決のための対応策のアイディアを発想することです。検討された対応策を「クロス SWOT」の 4 つの箱に、記載していきます。筆者は、その 4 つの箱を分析の方向性の特徴から、「積極的対策」「差別化対策」「段階的対策」「回避対策」の 4 種でネーミングしています（表 19）。

(2) クロスの方向性と内容
　クロスするとは「交叉する」という意味ですが、ここでは、互いの情報を「参考にして対応を検討する」と理解されるとよいと思います。その上で、基本となるクロスの方向性は次のとおりです。

　まず、「強み」に挙げられた情報を基に、「機会」に挙げられた情報一つひとつについて、クロスして（参考にして）、「あるべき姿」をより強化する対策として検討されたのが「積極的対策」です。

　「差別化対策」は、「強み」に挙げられた情報を基に、「脅威」に挙げられた状況を回避するための方策を検討された内容です。

　「段階的対策」は、「弱み」に挙げられた情報を「機会」に挙げられた情報とクロスして（参考にして）、取り組む順序性や段取りを考えて改善する対策として検討された内容です。そして、「回避対策」は、最悪の事態を回避するために必要な対策です。「脅威」に挙げられた情報と、「弱み」に挙げられた情報をクロスして、最悪の事態を回避する対策として検討された内容です。

　基本的に、主観的な分析なので、クロスの方向性に絶対的な決め事はなく、それぞれの情報をヒントに、「あるべき姿」の実現に向けた計画を考えることが肝要です。

表19：【書き方例】クロスSWOT分析結果（あるべき姿の実現に向けた課題解決の方向性）

課題解決策の検討	機会	脅威
強み	**積極的対策（強みを強化する対策）** ①入院前からの退院調整を強化するため、担当ケアマネジャーを含めた入院前情報収集システムを導入する ②肺炎患者への地域の訪問看護師との退院後同行訪問を導入する	**差別化対策（脅威に備える対策）** ③ADLの低下を予防するため、入院時よりリハビリを行う ④身体拘束によりADL低下、せん妄発生が高まるため、身体拘束を廃止する
弱み	**段階的対策（弱みを克服する対策）** ⑤摂食・嚥下障害の予防を進めるスキルを獲得して嚥下訓練のプログラムを作成する ⑥肺炎の治癒過程を促進するために、呼吸リハビリのマニュアルを整備して呼吸リハを強化する ⑦PNSを導入し、ADL低下防止、退院支援、身体拘束ゼロを推進する	**回避対策（最悪事態を回避する対策）** ⑧地域のケアマネジャー、訪問看護師などと連携し、肺炎予防の定期的な勉強会を開催する ⑨地域や病院外来通患者や家族を含めた多職種カンファレンスを行い、連携を進める

出典：原玲子：看護師長・主任のための成果のみえる病棟目標の立て方；現状分析からスタッフの計画立案支援まで, 第2版,〈看護管理実践Guide〉, 日本看護協会出版会, 2016, p.61, より一部改変のうえ加筆

(3) SWOT分析の限界

「SWOT分析」は、基本的に主観の分析なので、何について分析しているのかを常に意識して整理する必要があります。たとえば、「S」「W」の内部環境要因をあれもこれもと提示すると、何について分析しているのか視点がずれてしまいます。また、「O」「T」の外部環境分析では、自動的に導き出せるものではないため、常に環境の変化にアンテナを張っておく必要があります。さらに、「S」「W」「O」「T」に、十分な情報が挙げられても、自動的に対応策を導き出せるものでもありません。得られた情報をヒントにして対応策を検討、創造するものなので、そこに、SWOT分析の難しさがあります。

しかし、仮に、「クロスSWOT」で、うまく対応策を表現できなくても、課題の方向性を幅広い視点で捉えた事実には変わりなく、SWOT分析により行う組織分析は意味があると考えます。クロスSWOTのまとめ方の例を表20に示しました。

表20：クロスSWOT分析による「あるべき姿」の実現に向けた課題解決の方向性のまとめ（例）

「あるべき姿」である「高齢肺炎患者の早期回復と早期退院支援」の実現に向けて、SWOTによる現状分析の結果（表19）から「あるべき姿」の実現に向けた課題解決策の方向性を検討した。

(1)「積極的対策」について

「強み」として挙げられた「入院前から患者情報を取得し、早期退院リスク患者のスクリーニングをしている」「地域のケアマネを含む多職種による定期的なカンファレンスを実施している」「退院調整看護師、ケアマネ取得者など、スタッフが充実している」などから、在宅療養支援を行う能力が高い部署と思われ、これらの「強み」をさらに強化する「積極的対策」として、機会に挙げられた「ケアマネとの連携が入院時情報加算として評価される」「在宅療養を担う訪問看護ステーションの訪問看護師との退院後同行訪問が加算される」などから、「入院前からの退院調整を強化するため、担当ケアマネを含めた入院前情報収集システムを導入する」「当該患者の地域の訪問看護師と退院後同行訪問を導入する」に取り組むのが望ましいと考えられた。

(2)「差別化対策」について

「脅威」として挙げられた「今後も高齢化がすすみ、高齢者一人暮らしや、老々介護等の増加が見込まれ、自立した在宅復帰ができない」「再発患者が増える可能性がある」などから、そのような事態に対応できるように「強み」としている「認知症対応するスタッフがいる」「リハビリと連携してADL低下防止を計画している」等をより強化して、「ADLの低下を予防するため、入院時よりリハビリを行う」「ADL低下、せん妄予防に身体拘束を廃止する」に取り組むことが望ましいと考えられた。

(3)「段階的対策」について

「弱み」として挙げられた「入院直後からのADL低下防止リハビリ、呼吸リハビリ等を実施していない」「安静の必要性から身体拘束を行うこと」などは、早期回復、早期退院を阻害することになる。それに対して、体制の整備が必要と考え「機会」の「PNSが評価され、広がっている」に着眼し、「PNSを導入し、ADL低下防止、退院支援、身体拘束ゼロを推進する」と「摂食・嚥下障害の予防を進めるスキルを獲得してプログラム化する」を掲げた。

(4)「回避対策」について

「脅威」として挙げられた「今後も高齢化が進み、高齢者一人暮らしや、老々介護等の増加が見込まれ、自立した在宅復帰ができないと、再発患者が増える可能性がある」という可能性を回避する計画として、「地域のケアマネジャー、訪問看護師などと連携し、肺炎予防の定期的な勉強会を開催する」や「地域や病院外来通院患者や家族を対象に、定期的な肺炎予防講座を開催する」などを計画した。

Part—II　看護管理実践計画書の書き方

Step >>> 4
目標のブレークダウンにそって成果目標・成果指標・目標値を説明する

病棟目標の構成

　前掲のSWOT分析、クロスSWOT分析では、一例として「あるべき姿」である「高齢肺炎患者の早期回復と早期退院支援」の実現を目指して行いました。その結果、「積極的対策」「差別化対策」「段階的対策」「回避対策」に挙げられた内容は、そのまま単独で目標とできる場合や、同じような内容だから１つに統合したほうがよい場合などがあるので、それぞれの内容の類似性と異質性、抽象度の次元の違い、優先度を検討しながら、上位目標と下位目標の関係を検討し直します。

　表21は、クロスSWOTで導かれた対策を目標として提示する際の考え方の例を示したものです。左側にはクロスSWOTで導き出された①〜⑨の対策が記載しています。右側に、「目標設定」としての考え方を提示しました。

表21：クロスSWOTから目標の設定の考え方（例）
※類似性と異質性、抽象度の次元の大きさなどを考え、目標として設定する

クロスSWOTで抽出された対策		目標設定の考え方
積極的対策 ①入院前からの退院調整を強化するため、担当ケアマネジャーを含めた入院前情報収集システムを導入する ②肺炎のケアを得意とする地域の訪問看護師と退院後同行訪問を導入する	→	①も②も地域との連携に関することなので、（目標1）「地域入退院連携システムを導入する」と1本化して、入院前情報収集、訪問看護師との退院後同行訪問は、成果目標として組み立てることにした
差別化対策 ③ADLの低下を予防するため、入院時よりリハビリを行う ④身体拘束はADL低下、せん妄発生を高めるため、身体拘束を廃止する	→	③と④も、ADLの低下を予防することが目的であり、どちらも早期退院に重要なので（目標2）「入院時よりADL低下予防のリハビリを行う」と、（目標3）「身体拘束を廃止する」とした
段階的対策 ⑤摂食・嚥下障害の予防を進めるスキルを獲得して嚥下訓練のプログラムを作成する ⑥肺炎の治癒過程を促進するために、呼吸リハビリのマニュアルを整備して、呼吸リハビリを強化する ⑦PNSを導入し、ADL低下防止、退院支援、身体拘束ゼロを推進する	→	⑤⑥は、肺炎予防のために重要なため、そのまま、（目標4）「呼吸リハビリを強化する」、（目標5）「嚥下訓練プログラムを作成する」とした。⑦については、その可能性について、別途、目標1〜5の適用と方法で検討することにした
回避対策 ⑧地域のケアマネジャー、訪問看護師などと連携し、肺炎予防の定期的な勉強会を開催する ⑨地域や病院外来通院患者や家族を対象に、定期的な肺炎予防講座を開催する	→	⑧⑨は、地域連携と関係するので、（目標1）「地域入退院連携システムを導入する」の下位目標に位置付けた

優先する目標の検討

　表 21 のように検討された内容を、一つひとつを見直しながら、単独で提示したほうがよい対策や似ている対策を 1 つにまとめるなどして、そこから、表 22 のように、目標に番号をつけてみてください。さらに、実現可能性などを考慮して、「優先して取り組む」、「提案してみる」、「今年度は保留」などを検討し、それぞれの目標に書き込み、次年度の取り組む目標を整理しています。また、目標別に担当する組織化について説明しています。

成果目標、成果指標、目標値の設定について

　目標の大枠が決定したら、それぞれの目標に対して、「成果目標」「成果指標」「目標値」を一覧にした表を作成します。表 23 は、下位目標②を「看護サービス提供における目標ブレークダウンの 4 視点（原式）」（本書 41 ページに掲載）に落とし込み、作成したものです。成果目標は、現象の変化が判断できる表現にすることが大きなポイントです。

表22：【書き方例】目標の提示と組織化について

　組織分析の結果、病棟目標「高齢肺炎患者の早期回復および自宅への早期退院を支援する」を実現するための下位目標を1〜5のように設定し、それぞれ、優先順位を検討した。①と②については、地域との関係があるので、今回は、地域とのカンファレンスを行う際に「提案」することとしたが、今期の活動としては、「保留」にする。

『**病棟目標：高齢肺炎患者の早期回復および自宅への早期退院を支援する**』
├─（下位）目標1：「地域入退院連携システム」を導入する ………………… 優先
│　　　　①地域と定期的な学習会を開催する ……………………………… 提案
│　　　　②地域を巻き込み「定期的な肺炎予防講座」を開催する ……… 提案
├─（下位）目標2：入院時よりADL低下防止リハビリを行う………………… 優先
├─（下位）目標3：身体拘束を廃止する …………………………………………… 優先
├─（下位）目標4：呼吸リハビリを強化する ……………………………………… 優先
└─（下位）目標5：嚥下訓練プログラムを作成する …………………………… 優先

　その他：＊目標2〜5について、PNSを取り入れた方向を検討する。PNSの方法については、看護師長を中心にワーキンググループを作成し、検討する

『**組織化について**』
○目標1は、地域、外来、地域連携室と関係するので、看護師長、副看護師長、各リーダーナース、外来看護師をメンバーとする。SW、退院調整看護師、外来師長、関連する訪問看護ステーションなどと連携し、システムについて検討する。
○目標2、目標3、目標4は、それぞれ関連性があるので同じチームとし、副看護師長をリーダーに、呼吸リハビリを学習している○○、○○、○○、○○、○○の5名をメンバーとする。
○目標5は、院内の摂食・嚥下障害看護認定看護師に指導を受けて、○○、○○を学習会の企画担当とする。

表23：【書き方例】看護サービスの視点別成果目標のブレークダウンの例

病棟目標：高齢肺炎患者の早期回復および自宅への早期退院を支援する
　　　　┗▶ 目標（2）入院時よりADL低下防止リハビリを行う
担当者：リーダー○○○○、サブリーダー○○○○、メンバー○○○○、○○○○、○○○○

	成果目標	成果指標	目標値
1）提供する看護サービスに関する目標			
	①ADL低下防止カンファレンスを開催する	カンファ開催数	1回／週
	②リスク・アセスメントシートを作成する	シートの完成	7月完成
	③入院時にADLの評価を行う	評価実施率	入院患者100%
	④ベッドサイドリハのマニュアルを作成する	マニュアルの完成	7月完成
	⑤リハビリチェックリストを作成する	リスト完成	9月完成
	⑥チェックリストを基にリハビリを実施する	実施率	対象患者100%
2）1）の看護サービスを行うために必要なスタッフの学習に関する目標			
	①高齢者の肺炎の機序を学習する		
	1：学習会を開催する	学習会の開催	3回／年
	2：スタッフが学習会に参加する	学習会参加率	スタッフの80%
	3：肺炎の発生機序を理解する	ミニテスト	平均7点以上
	②リハビリに関する知識・技術を習得する		
	1：学習会を開催する	学習会の開催	3回／年
	2：スタッフが学習会に参加する	学習会参加率	スタッフの80%
	3：ベッドサイドリハ基本技術を習得する	技術チェック	平均10点以上
3）1）の看護サービスを提供することで期待される患者・家族に期待されるアウトカム			
	①ADL低下患者がいない	入院時ADL評価	0%
	②廃用症候群の合併症が発生しない	発生率	0%
	③転倒しない	転倒アクシデント	0%
	④拘束されない	拘束実施率	0%
	⑤離床日が予定どおりである	バリアンス発生率	延長0%
	⑥家族がカンファレンスに参加する	参加率	100%
4）1）の看護サービスを提供することで期待される財務に関するアウトカム			
	①自宅への退院が増加する	在宅復帰率	80%以上
	②多職種によるカンファレンスが増加する	実施率	1回／週
	③平均在院日数の減少	平均在院日数	21日
	④1か月以内の再入院がない	再入院率	対象患者0%
	⑤身体拘束による医療費減算	減算率	0%

【エクササイズ】所属部署の課題で考えてみましょう！

病棟目標：			
	成果目標	**成果指標**	**目標値**
1）提供する看護サービスに関する目標			
2） 1）の看護サービスを行うために必要なスタッフの学習に関する目標			
3） 1）の看護サービスを提供することで期待される患者・家族に期待されるアウトカム			
4） 1）の看護サービスを提供することで期待される財務に関するアウトカム			

Part—II 看護管理実践計画書の書き方

Step >>> 5
成果目標単位の組織化とアクションプランをまとめる

組織化とアクションプラン

■ 1—組織化について

　組織化とは、目的（目標）達成のために効果的な組織を編成することです。組織化の編成の理由などについては、79ページの表22で示しています。メンバー構成については、決定した理由は、レポートの提出や、後日、振り返りを行ったときに、その根拠がわかるように、文章にしておくことが必要です。

　スタッフに示す場合は、表で提示したほうがわかりやすいと思います。表24にその例を示しました。

表24：【例】目標別のチームと担当者名（組織化）

目標	チーム（◎リーダー　○サブリーダー）
目標1：「地域入退院連携システム」を導入する	◎看護師長　○副看護師長A 外来師長　SW　退院支援看護師
目標2：入院時よりADL低下防止リハビリを行う	◎副看護師長B　○副看護師長C 各チームリーダー
目標3：身体拘束を廃止する	
目標4：呼吸リハビリを強化する	
目標5：嚥下訓練プログラムを作成する	◎副看護師長C ○Aチームリーダー オブザーバー：摂食・嚥下障害看護CN
*PNSの導入の検討	◎看護師長　○副看護師長A、B

■2―アクションプラン

アクションプランとは、「行動計画」であり、いつまでに、何をするのか具体的な内容を提示するものです。基本的には、グループ別の目標の成果目標に対して計画します。

表25は、前掲の目標2「入院時よりADL低下防止リハビリを行う」に対するアクションプランの例です。

表25のアクションプランは、前掲の表23で提示した「成果目標」「成果指標」「目標値」につなげて「アクション」と「期日」を追加して表を作成しています。何を目標にして、成果を何で測定するのかがよくわかり、目標値もアクションの期日を考える上で参考になります。チームのなかでも、役割分担の内容の理解がしやすいように、表では成果指標の項に「担当」として記載しています。

アクションプランを作成しても、実施しなければ意味がありません。看護師長は、適宜、進捗状況を確認しながら、確実に実施できるようにサポートすることが必要です。

表25：アクションプランの例

目標2「入院時よりADL低下防止リハビリを行う」に対するアクションプラン

成果目標	成果指標	目標値	アクション	期日
①ADL低下防止カンファレンスを開催する	カンファ開催数 カンファ記録 担当○○、○○	1回／週	①毎週月曜日に行う ②リスク患者一覧表を作成する	4月に提示
②リスク・アセスメントシートを作成する	シートの完成 担当○○、○○	7月完成	①ADL低下リスクを調べる ②関連書籍、Web情報からシートの構成を検討し決定する ③シートを作成する ④リスク患者一覧表を作成する	5月まで 6月まで 7月
③入院時にADLの評価を行う	評価実施率	100%	①シートの使用方法のマニュアルを作成する ②シート作成後に、シートを使用して行う	7月まで 8月から
④ベッドサイドリハのマニュアルを作成する	マニュアルの完成 担当○○、○○	9月完成	①リハビリと相談して内容を検討する ②他施設の情報を収集する ③マニュアル（案）を作成する	4月〜6月 4月〜6月 7月〜8月
⑤リハビリチェックリストを作成する	チェックリストの完成 担当○○、○○	9月完成	①作成したマニュアルより、チェックが必要となる内容をリストする ②内容を精選し、リストとする	8月〜9月
⑥チェックリストを基にリハビリを実施する	リハ実施率	対象患者100%	成果目標①で作成した「リスク患者一覧表」をリハビリがチェックする ②患者別にリハビリ実施表を作成し、それに基づき、実施を把握する	9月〜

まとめの作成

　実践計画書をレポートとして提出する際には、「まとめ」として、看護師長としての「本計画を進めるうえでの課題」といった趣旨のまとめの文章があるとよいと思います。また、提出の有無にかかわらず、まとめの作成は計画を実現するうえでの看護管理者としての課題でもあると思います。
　まとめの書き方例を表26に示します。

表26：【書き方例】まとめ（計画を進めていくうえでの課題）

　当病棟は、病棟再編により、これまでの〇〇科の患者層に加えて、内科の病床が増加された。初めてかかわる疾患などに対応する看護は、学習会を開催するなどして対応してきている。しかし、高齢患者が増加したことで、認知症のある患者や高齢患者が入院後にせん妄を起こすことも少なくない。せん妄患者への対応などには個々の尊厳を守るための適切な看護ケアを提供するのが難しい状況にある。
　そのような中、今年度の看護管理実践計画書は、「あるべき姿」に対する組織分析を行ったところ、身体拘束の廃止などの取り組みに対して不足があることを認識した。これまでは、「どうせ無理だから」などと避けていた内容が浮き彫りになり、重要な課題であることを改めて確認できた。問題解決に正面から向き合い、問題を根本から解決するための方策を練りこんだ。そのため、実践後の看護の変化への期待感が大きい。
　しかし、新しいマニュアルやリスク・アセスメントシートなど、新たに作成しなければならないものも多く、スタッフ個々の負担も少なくない。看護管理者としては、取り組む時間のつくり方や取り組むことによって「成果」を出すこと、進捗を確認しサポートしながら、動機付けにつながるように支援することが課題である。

Part III

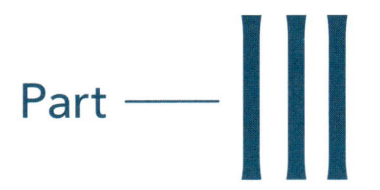

看護管理実践計画の
プレゼンテーション

Part—III　看護管理実践計画のプレゼンテーション

Basic
PowerPointによる資料のつくり方と発表のしかた
プレゼンテーションの基本構成

　看護管理実践計画書は、セカンドレベル研修の演習の発表や、看護部における病棟ごとの発表、看護管理に関する学術集会における実践報告などで発表する機会が多くありますが、「パソコンは持っているが、PowerPointで作成したことがない」といった管理者もいると思います。ここでは、PowerPointを使用した際の看護管理実践計画書の基本となるフォーマットを紹介します。

　基本的にプレゼンテーションの構成は、①内容の選定、②資料の作成、③発表準備、④発表、⑤発表後の振り返り、となります。プレゼンテーションというと、すぐにPowerPointに取りかかりがちですが、まずはPowerPointに向き合わずに、プレゼンのための準備をすることが重要です。

(1)「看護管理実践計画書」におけるプレゼンテーションの基本型

　プレゼンテーションの基本型とは、たとえば、看護研究の場合は、「①表紙、②研究の背景、③研究の目的、④研究の対象、⑤研究の方法、⑥研究結果、⑦考察、⑧まとめ」などのように、何を、どの順番でプレゼンテーションするのかほとんど決まっています。それと同様に、筆者が勧める「看護管理実践計画発表の基本型」は、「①表紙（タイトル）、②はじめに（保健医療福祉施設を取り巻く環境）、③担当部署の特徴とあるべき姿、④組織分析の方法と結果（SWOT分析〈強み・弱み・機会・脅威〉）、⑤課題形成（本書ではクロスSWOT分析）、⑥重点課題の決定と組織化、⑦課題に対する成果目標と目標値（本書では、看護サービスの4視点（原式）ごとに展開）、⑧おわりに（まとめ）などです。

(2) 資料の作成

　発表時の資料は、企画側の指示に従うことが原則です。多くの場合は、PowerPointを使用しているので、ここでは、PowerPointによるプレゼンテーションについて解説します。

　看護管理実践計画のPowerPointによるプレゼンテーションの資料は、PowerPointの発表用と同じ資料を作成することが原則です。それぞれの発表の型に応じて内容を検討し、要点をしぼり、作成します。

　文字の大きさやフォントタイプの基本も決めておくと、より展開がスムーズです。フォントの大きさは、どのようなプロジェクターの規格でも発表時のスライドの見やすさおよび6枚スライドの資料を作成した際の読める大きさを検討すると、「タイトルを40ポイント」「本文を32ポイント」「表内の語句や数字は、28ポイントあるいは24ポイント、最小でも20ポイント」です。それ以上小さくすると、発表時に、投影されたPowerPointの文字が読めない、資料上の文字も点のようで普通に読めない状況が発生し、映像としても資料としても意味をなさなくなるので注意が必要です。

　スライドの枚数は、枚数に制限がない場合は、A4版に6枚で作成すると、計2枚でA3版見開きで1枚、または両面コピーで1枚に仕上がり、発表の時間や内容についても、ちょうどよい分量と思います。

(3) プレゼンテーションの基本型に合わせたスライド内容の検討

　スライド内容の決め方は、1つのスライドの画面で何を説明するかをレイアウトします。筆者は、ノートや無色のコピー用紙に、表27のように、その概要を書いてみます。表27の内容は、これまでの経験に基づく「看護管理実践計画書」のプレゼンの素案です。スライドの数をA4版、6枚資料になることを想定して作成しています。

　なお、スライドの背景は、白で作成することをお勧めします。講義ではないので、情報をなるべく多く提示しておくことが重要で、アニメーションを使用しないで作成することもポイントです。

表27：プレゼンテーションの内容の順番と素案

スライド番号	内容
1	表紙：看護管理実践計画のタイトルと所属と名前を記載する
2	所属施設の特徴と看護部の特徴：所属する組織が地域で果たす役割について、ポイントをしぼって説明する
3	担当部署の概要：担当部署の特徴を1枚のスライドに整理する
4	担当部署の特徴とあるべき姿：担当部署の患者層の特徴から、看護の提供における「あるべき姿」を提示する
5	SWOT分析の結果（強み・弱み）：あるべき姿の実現に向けて、内部の「強み」「弱み」の情報の整理を行い、ポイントを1枚に、整理する
6	SWOT分析の結果（機会・脅威）：あるべき姿の実現に関係する外部環境要因の情報の整理を行い、ポイントを1枚のスライドに整理する
7	クロスSWOT分析の結果：あるべき姿の実現に向けて、内部環境、外部環境との関係を分析した結果、対応策を1枚のスライドに整理する
8	取り組むべき重点課題の決定と組織化：病棟目標のブレークダウンの全体像とそれに対する組織化について整理する。
9	提供する看護サービスの成果目標〜目標値：ブレークダウンの最初は、提供する看護サービスの「成果目標、成果指標、目標値」を提示する
10	スタッフの学習に関する成果目標〜目標値：9枚目で提示した看護を提供するために必要な学習に関する「成果目標、成果指標、目標値」を提示する。
11	患者・家族のアウトカムおよび財務に関係するアウトカムの成果目標〜目標値：2種類のアウトカムに関する「成果目標、成果指標、目標値」を提示する
12	まとめ：計画を進めるうえでの看護管理者としての課題などについて提示する

MEMO

看護管理実践計画の要となる「あるべき姿」をメモしてみましょう！

現在考えている看護管理実践計画のタイトルをメモしてみましょう！

Part—III　看護管理実践計画のプレゼンテーション

Step >>> 1
PowerPointの作成

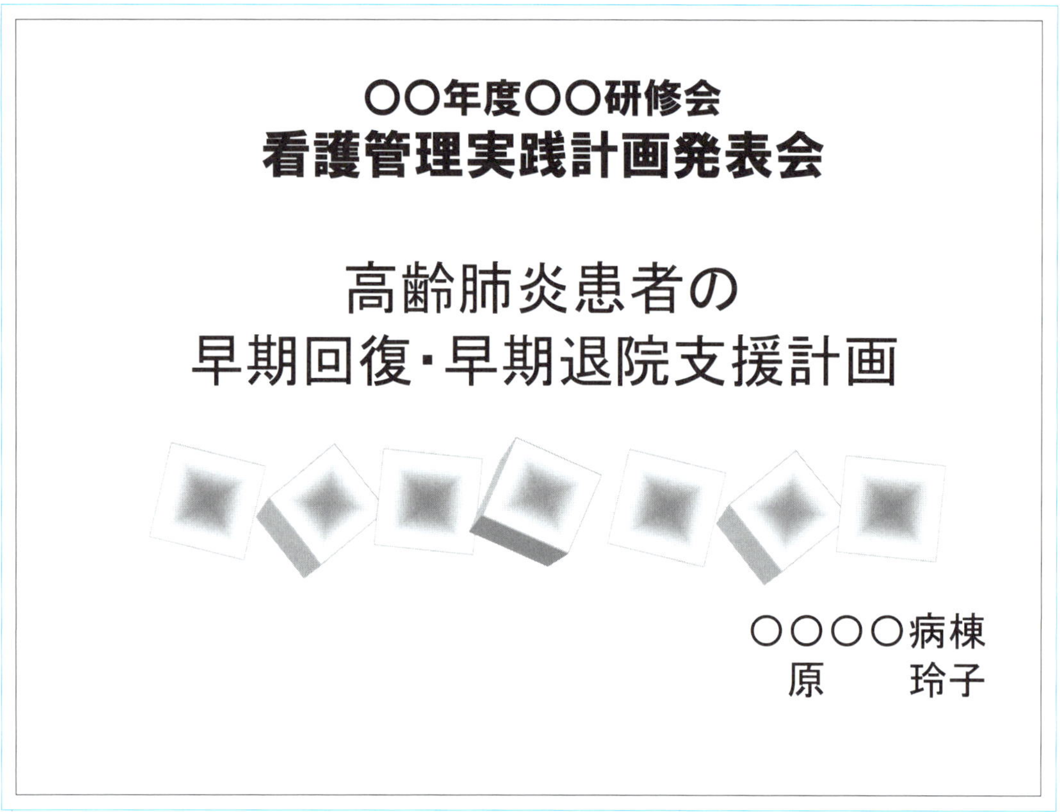

○○年度○○研修会
看護管理実践計画発表会

高齢肺炎患者の
早期回復・早期退院支援計画

○○○○病棟
原　　玲子

図19：**スライド①「表紙」**

　図19は、表紙のスライドです。
　時々、「書き切れないので」などと、1枚目から「はじめに」などを作成し、発表しているのを見かけることがあります。しかし、タイトルは、この計画の全体像を示す大事なものです。表紙のスライドは、この実践計画のテーマを知らせる「顔」になる部分なので、省かないことをお勧めします。

所属施設および看護部の概要	
所在地 認定・役割等	○○県、○○地域、高齢化率30.5% 地域連携支援病院、地域がん診療連携拠点 病院紹介率○○%、逆紹介率○○%、脳卒中地域パス受入数件数○○件、
診療科 入院基本料 病床数他	15診療科、透析センター、1日外来患者数○○名 7対1病床、地域包括ケア病棟、回復期リハ病棟 ○○床、稼働率80.2%、平均在院日数○○日、標準病院群、手術件数○○件、1日入院患者数○名
退院状況 併設	在宅復帰率○○%、他施設転院率○○% 訪問看護ステーション
看護部方針	「高齢患者の早期退院支援」「身体拘束ゼロ」「がん患者・家族のQOLを高めるための看護」
看護職員	看護職員○○○名、がん看護CNS○名、老人看護CNS○名、認知症看護CN○名、など
看護提供方式	三交替制、固定チームナーシング、一部PNS

図20：スライド②「所属施設および看護部の概要」

　図20は、「所属施設および看護部の概要」をコンパクトにまとめたスライドです。このスライドのタイトルは、「所属施設および看護部の概要」です。スライドには、1枚1枚、上部にタイトルを提示します。スライドのタイトルは1行で収まるように表現の検討が必要です。

　図20のスライドは、情報量の調整をして、タイトルを40ポイント、表内の文字を24ポイントで作成しています。フォントサイズが20ポイント以下になると、映写されても、読みにくくなり、手元の資料としての文字としても小さすぎて読めなくなる場合があるので、印刷をしてみて調整することも効果的です。

担当部署の概要	
急性期一般病床 診療科の構成	病床数〇〇床 呼吸器内科〇床、消化器内科〇床 ※空床→高齢者の圧迫骨折や大腿骨頸部骨折の入院
入院患者の年齢	平均年齢72.5歳（60～94歳）
入院基本料	7対1（昨年度：平均在院日数16.0日）
平均在院日数	16.0日
看護必要度	平均36.2%
病床稼働率	80.2%
在宅復帰率	69.8%
職員配置	看護師〇名、クラーク1名、看護補助者〇〇名、
看護師の構成	看護師平均年齢〇〇歳（22～45歳）、30～39歳が〇名（〇%）で最も多いが、新人看護師が〇名（25%）で、ベテランと新人の2層構造
資格取得看護師 看護提供方式	ケアマネ取得者1名、呼吸療法認定士1名、他 固定チームナーシング方式

図21：スライド③「担当部署の概要」

図21は、「担当部署の概要」としてまとめたスライドです。

　管理データについては、表で説明したほうが、見やすく、わかりやすいと思います。表の左側が部署の特徴を示すための項目です。病棟における計画立案においてポイントになる内容なので、参考にしていただければと思います。表の右側はデータです。このスライドは表内の文字の大きさは24ポイントにしています。

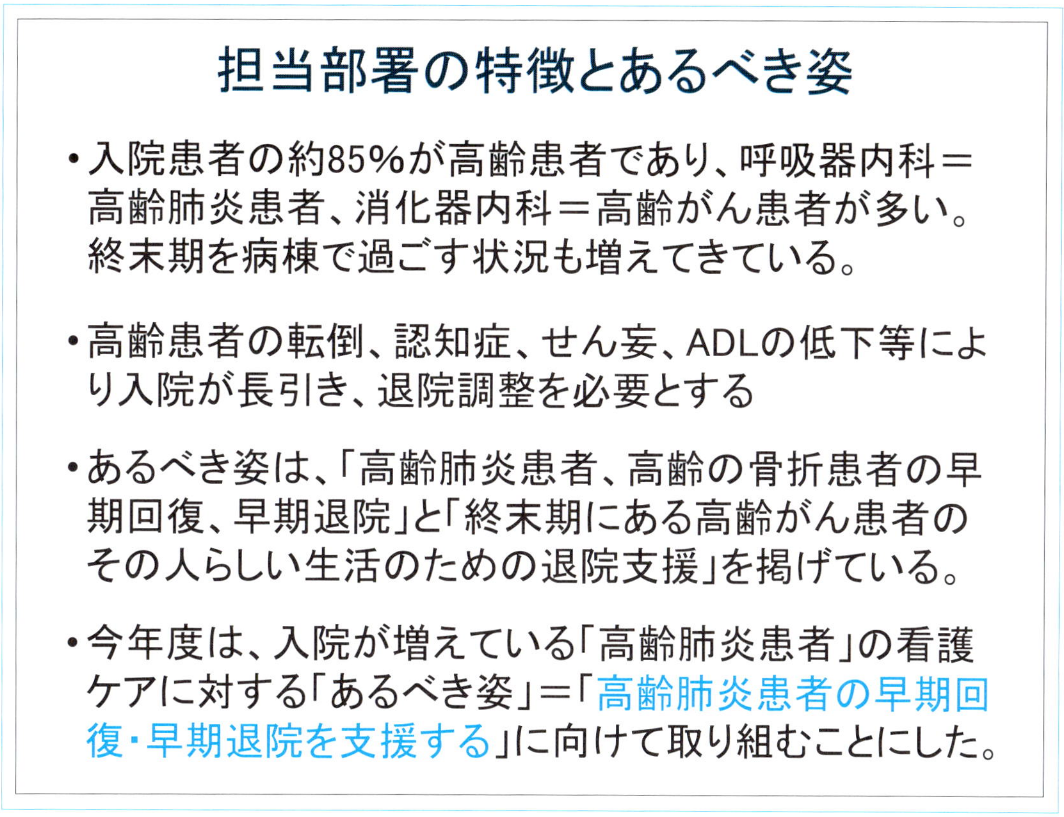

> ## 担当部署の特徴とあるべき姿
>
> - 入院患者の約85%が高齢患者であり、呼吸器内科＝高齢肺炎患者、消化器内科＝高齢がん患者が多い。終末期を病棟で過ごす状況も増えてきている。
>
> - 高齢患者の転倒、認知症、せん妄、ADLの低下等により入院が長引き、退院調整を必要とする
>
> - あるべき姿は、「高齢肺炎患者、高齢の骨折患者の早期回復、早期退院」と「終末期にある高齢がん患者のその人らしい生活のための退院支援」を掲げている。
>
> - 今年度は、入院が増えている「高齢肺炎患者」の看護ケアに対する「あるべき姿」＝「高齢肺炎患者の早期回復・早期退院を支援する」に向けて取り組むことにした。

図22：スライド④「担当部署の特徴とあるべき姿」

　図22は、「担当部署の特徴とあるべき姿」をまとめたスライドです。

　事例では、病棟の入院患者層が「高齢肺炎患者」「高齢骨折患者」「高齢がん患者」に対するあるべき姿を掲げています。そのなかから、入院が増加してきた「高齢肺炎患者の早期回復・早期退院を支援する」の看護について取り組むことを説明しています。文字の大きさは28ポイントで、必要な情報をしぼり、コンパクトに整理しています。

　「あるべき姿」のスライドは、組織分析の要になる1枚です。看護管理実践計画の全体に関係しています。組織分析（SWOT分析）のスライドの説明の前に提示することが必要です。

SWOT分析の結果（強み・弱み）

あるべき姿：高齢肺炎患者の早期回復・早期退院を支援する

強み	弱み
・肺炎患者用クリティカルパスがある、地域の病院と活用している ・外来、入院前から患者情報を取得し、リスク患者のスクリーニングをしている ・地域のケアマネを含め、カンファレンスを1回／週、実施している ・呼吸療法認定士が、専門性を生かした看護やスタッフの指導にあたっている ・認知症対応力向上研修者が3名いて、早期にアセスメントを行い対応している ・病棟の受持ち看護師が、退院後訪問を開始し、在宅療養支援を行っている	・肺炎のクリティカルパスはあるが、高齢患者は、バリアンスが多い ・点滴、尿留置カテなど、安静を強いることから、ADLの低下を招くことが多いが、低下防止対応策を実施していない ・点滴を自己抜去してしまうことより、身体拘束を行うことがある ・摂食・嚥下障害に起因する肺炎患者も多いが、看護師の摂食・嚥下障害に対する知識が不足している ・経験1〜3年の看護師(48.0％)が、せん妄への対応ができないことが多い

図23：スライド⑤「SWOT分析の結果（強み・弱み）」

　図23は、組織分析にSWOTを使用した場合の「強み・弱みの情報整理」のポイントを整理したスライドです。SWOTで分析をした場合は、「強み」「弱み」は、病棟の能力評価を提示しており、「あるべき姿」の実現を目指した際の問題状況の提示でもあるので、内容を省くことなく、ポイントを提示することが必要です。PowerPoint作成時に、先に、Wordで作成したものをそのまま貼り付けることがあります。Wordでは文字の大きさは、10.5ポイントがデフォルトなので、そのまま貼り付けても小さすぎます。その場合は、貼り付けた後に、フォントのサイズを調整してください。

　また、圧倒的な情報量を掲示しようとすると仕上げるのに時間がかかります。これが担当部署のポイントだという「強み」「弱み」を絞り、作成したほうが、分析内容を確認することにつながります。

SWOT分析の結果（機会・脅威）
あるべき姿：高齢肺炎患者の早期回復・早期退院を支援する

機会	脅威
・ケアマネジャーとの連携が「入院時情報加算」として評価される ・圏内に訪問看護ステーションが〇箇所あり、連携が取りやすい。訪問看護師との退院後同行訪問が加算される ・身体拘束ゼロの取り組みが推進され、認知症ケアでは、拘束により医療処置の点数が減点される ・認知機能の低下やせん妄予防に医療処置を減らす取り組みが行われている ・PNSが看護提供方式として評価され、広がっている ・院内に摂食・嚥下障害CNがおり、相談できる	・地域に入院中の情報を提供するしくみがなく、患者情報が途切れると、在宅療養が困難になる ・退院後訪問が評価されているが、実施できないと在宅における療養支援に不足があり再入院のリスクが高まる ・周辺の高齢化率は30%で、今後、高齢者一人暮らしや、老老介護などの増加が見込まれ、自立した在宅復帰ができないと、再発、再入院患者が増える可能性がある ・患者の安全を優先して身体拘束を行う状況があるが、患者の尊厳を守るという姿勢が課題である

図24：スライド⑥「SWOT分析の結果（機会・脅威）」

図24は、SWOT分析における「機会・脅威の情報整理」のポイントを整理したスライドです。「機会」「脅威」は、外部における環境要因であり、あるべき姿の実現を検討する際の方向性を示す内容でもあります。「機会」の最後の項目に、「院内に摂食・嚥下障害CNがおり相談できる」が列挙されています。この項目は、「強み」として表記してもよいですが、病棟外との関係なので、「機会」として表示しています。しかし、列挙した記載項目が、院内のことに限定する場合は、外部環境要因としての情報が不足しているので、最近の医療動向などの情報収集を行ったうえで、修正が必要です。

クロスSWOT分析の結果

あるべき姿：高齢肺炎患者の早期回復・早期退院を支援する

積極的対策	差別化対策
①入院前からの退院調整を強化するため、担当ケアマネを含めた入院前情報収集システムを導入する ②地域の訪問看護師との退院後同行訪問を導入する	③ADLの低下を予防するため、入院時よりベッドサイドリハビリを行う ④身体拘束によりADL低下、せん妄発生が高まるため、身体拘束を廃止する
段階的対策	回避対策
⑤摂食・嚥下障害の予防スキルを獲得して嚥下訓練のプログラムを作成する ⑥呼吸リハビリのマニュアルを整備して呼吸リハビリを強化する ⑦PNSを導入し、ADL低下防止、退院支援、身体拘束ゼロを推進する	⑧地域のケアマネ、訪問看護師などと連携し、肺炎予防の定期的な勉強会を開催する ⑨地域や外来通院患者や家族を対象に、定期的な肺炎予防講座を開催する

図25：スライド⑦「クロスSWOT分析の結果」

図25は、「クロスSWOT分析の結果」を整理したスライドです。クロスSWOT分析は、「強み」「弱み」「機会」「脅威」で、それぞれに整理された情報をクロスさせて検討します。その結果は、看護現場の問題の解決の方向性を示したものです。提示された内容は、解決することで、看護の質の向上につながり、本計画の中心になる部分なので、ていねいに整理することが必要です。

取り組むべき重点課題の決定と組織化

あるべき姿：高齢肺炎患者の早期回復・早期退院を支援する

↓

病棟目標：高齢肺炎患者の自宅への早期退院を支援する

↓

目標	内容	組織化
目標1	入院時よりADL低下防止リハビリを実施する	副師長他5名
目標2	身体拘束を廃止する	
目標3	呼吸リハビリを強化する	呼吸療法Ns.他3名
目標4	嚥下訓練プログラムを作成する	摂食・嚥下障害看護CN他3名
目標5	地域入退院連携システムを検討する	師長他8名
目標6	PNSの導入を検討する	看護師長他5名

図26：スライド⑧「取り組むべき重点課題の決定と組織化」

　図26は、「あるべき姿」を病棟目標に変換して、目標のブレークダウンを行い、目標に対して、組織化を検討して表にまとめたスライドです。この計画では、課題を目標1〜6にブレークダウンして、目標の内容と組織化を提示しました。目標1の「入院時よりADL低下防止リハビリを実施する」と目標2の「身体拘束を廃止する」は、関連した目標と考えられ、担当するメンバーを同じに計画しています。目標5と目標6は、「……検討する」としており、内容が検討レベルで終わっています。これは、実際に導入する前段階の準備の時間が必要と考えて計画した示し方の例です。

提供する看護サービスの成果目標〜目標値

病棟目標：高齢肺炎患者の自宅への早期退院を支援する

└→ 目標1) 入院時よりADL低下防止リハビリを実施する

成果目標	成果指標	目標値
①ADL低下防止カンファレンスを開催する	①カンファ開催数（開催率）カンファ記録	①1回／週（100％）
②ADL低下リスク・アセスメントシートを作成する	②シートの完成	②7月完成
③入院時にADLの評価を行う	③評価実施率	③7月完成
④ベッドサイドリハビリのマニュアルを作成する	④マニュアルの完成	④9月完成
⑤リハビリチェックリストを作成する	⑤リスト完成	⑤9月完成
⑥チェックリストを基にリハビリを実施する	⑥リハ実施率	⑥対象100％

図27：スライド⑨「提供する看護サービスの成果目標〜目標値」

　本書における目標設定のブレークダウンの事例は、「Nursing（看護の提供）」「Learning（スタッフの学習）」「Patient outcomes（患者についてのアウトカム）」「Finance outcomes（経済的アウトカム）」の原式の4視点でまとめています。

　図27は、計画した看護管理実践の中で、提供する看護サービスに関する「成果目標」「成果指標」「目標値」を表にして示したスライドです。看護管理実践計画の評価のポイントは、「成果目標が具体的である」「実践の効果を評価するための目標になっている」ということです。成果目標は、そのまま評価項目でもあるので、具体的に記載することが重要です。このスライドは、「提供する看護サービスに関する目標」で、実践計画の要となります。そのため、他の3つの視点と比較すると分量が多いのが特徴です。ここでは、スライド1枚にまとめました。

　スライド上部の「病棟目標」は、目標のブレークダウンの関連性がわかるように、図26〜図29のスライドにも提示しています。

スタッフの学習に関する成果目標〜目標値

病棟目標：高齢肺炎患者の自宅への早期退院を支援する

目標1）入院時よりADL低下防止リハビリを実施する

成果目標	成果指標	目標値
①高齢者の肺炎の機序を学ぶ 　①-1：学習会を開催する 　①-2：学習会に参加する 　①-3：肺炎の機序を理解する	①学習会の開催 ②学習会参加率 ③ミニテスト	①3回／年 ②スタッフ100％ ③平均7点以上
②リハビリの知識・技術を学ぶ 　②-1：学習会を開催する 　②-2：学習会に参加する 　②-3：ベッドサイドリハの技術を習得する	①学習会の開催 ②学習会参加率 ③技術チェック	①3回／年 ③スタッフ100％ ③平均7点以上

図28：スライド⑩「スタッフの学習に関する成果目標〜目標値」

　図28は、病棟目標からブレークダウンした図27で計画した「看護サービスを行うために必要なスタッフの学習」に関する「成果目標」「成果指標」「目標値」を表にして示したスライドです。

　事例における学習目標は、「①高齢者の肺炎の機序を学ぶ」「②リハビリの知識・技術を学ぶ」の2つで、それぞれに、「成果目標」「成果指標」「目標値」を設定しています。

目標1）入院時よりADL低下防止リハビリを実施する

目標1）の患者・家族のアウトカムの成果目標〜目標値

成果目標	成果指標	目標値
①ADL低下患者がいない	①ADL低下率	①0%
②廃用症候群が発生しない	②発生率	②0%
③転倒しない	③転倒率	③0%
④拘束されない	④拘束実施率	④0%
⑤離床日が予定どおり	⑤バリアンス発生率	⑤0%
⑥家族のカンファレンス参加	⑥該当家族参加率	⑥100%

目標1）の看護実践の財務に関連した成果目標〜目標値

成果目標	成果指標	目標値
①自宅への退院が増加する	①在宅復帰率	①80%以上
②多職種カンファを実施する	②実施率	②1回/週
③平均在院日数が減少する	③平均在院日数	③21日
④1か月以内の再入院なし	④再入院率	④0%
⑤身体拘束関連の減算なし	⑤減算率	⑤0%

図29：スライド⑪「患者・家族のアウトカムおよび財務に関係するアウトカムの成果目標〜目標値」

図29は、病棟目標からブレークダウンした「目標1）入院時よりADL低下防止リハビリを実施する」に対して、図27で計画した看護サービスを提供したことによるアウトカムに関する「成果目標」「成果指標」「目標値」を表にして示したスライドです。

アウトカムは、「患者・家族のアウトカムの成果目標」と「看護実践の財務に関連した成果目標」の2側面で整理します。このスライドでは、上段に「患者・家族のアウトカムの成果目標」、下段「看護実践の財務に関連した成果目標」の両方を1枚に提示しています。

> ## まとめ（計画を進めていく上での課題）
>
> - 当病棟は、高齢患者が増加した。認知症のある患者や入院後のせん妄などに対し、個々の尊厳を守るための適切な看護ケアの提供を求められている。
> - 今年度は、「あるべき姿」に対する組織分析を行ったところ、身体拘束の廃止など、これまで、避けていた内容が、重要な課題であることを改めて確認した。
> - 問題を根本から解決するための方策を立てたと思う。そのため、実践後の看護の変化への期待感が大きい。
> - しかし、マニュアルなど、新たに作成しなければならないものも多く、スタッフの負担も少なくない。取り組む時間のつくり方や取り組みにより「成果」を出せるように、サポートすることが課題である。

図30：スライド⑫「まとめ」

　図30は、「まとめ」として、看護管理実践計画を進めていくうえでの看護管理者としての課題をまとめたスライドです。「まとめ」のポイントは、今、看護管理者には何が求められているのか、それに対し、所属部署の現状を分析して今回の計画を立案したこと、取り組んだ後の変化が期待できること、取り組むことで「成果」を出せるようにサポートしていくこと、などです。看護管理者としての役割を自己認識する重要な1枚でもあります。

Part—Ⅲ　看護管理実践計画のプレゼンテーション

Step >>> 2
PowerPointを使用しての看護管理実践計画の発表のしかた

発表のしかた

　発表は、(1) 発表の準備、(2) 発表の仕方と質問への対応、(3) 発表後の振り返りの3ステップに分かれます。

■1―発表の準備

　これまで作成してきたPowerPointのスライドが、発表の準備の1つです。作成者はスライドをつくりながら、全体の把握を行い、発表のポイントの整理をしたことになります。しかし、このスライドが発表の所要時間に対応したものかどうかは、検討が必要です。全体の所要時間に応じて、2枚目以後のスライド1枚あたりの発表に、どれくらい時間をかけるのかを検討してください。

　ここでは安易にスライドを削除することをせずに、読む項目を精選するほうが計画立案の全体を示せるので、良いと思っています。

　発表する際には、スライドとは別の資料を手元に持ちながら資料を読み上げているプレゼン場面を見かけることがありますが、読み上げている内容とスライドの内容と一致しておらず、発表が棒読みになることが多いので、あまり、お勧めしません。スライドを見ればプレゼンができるようなつくりにしたいと思います。

　スライドに加筆しきれずに、別途でスライドに対する説明を加えようと考えているときは、プレゼンテーション相手が「見にくい」と、感じない範囲で、スライドに最低限の加筆をして、そのスライドの説明をすれば、負担なく自然な発表になります。

　全体を通して、発表の練習をすることは、絶対に必要です。そのうえで、もう一度、

発表時間に応じたスライドごとの確認も行えば、負担が少なく、かつ、効果的な準備ができます。

■2――発表の仕方と質疑への対応

　発表は、1語1語、言葉をはっきり発音し、ゆっくりと大きめの声量で行うことが重要です。仮に、計画立案に対して、自己評価が低くても、自分の部署の計画です。誰も代われないし、具体的なことは、自分以外にわからないのですから、堂々と行ってください。

　発表中に「こんな質問があったらどうしよう？」などと思っていると萎縮するので、あらかじめ、想定される質問に対する答えを準備しておくことが必要です。

　質問で悩むことといえば、「何を言われているのかよくわからないときに、どう対応すればよいのか？」「計画に対する指摘や意見に対してどのように答えればよいのか？」の概ね2種類です。

　何を言われているのかよくわからないときには、「ご質問をもう一度お願いします」と、自分が質問を理解できるまで質問者に聞き返しても失礼ではありません。その結果、「それについては、行っていません。今後、取り組む課題だと思うので検討してみたいと思います」などと回答すればよいと思います。

　指摘や意見を受けた場合は、「そこまでできていなかったので、今後、検討していきたいと思います」などと答えるのが基本的な回答です。

■3――発表後の振り返り

　発表が終わるとホッとして、そのままにしてしまうことが意外と多いのですが、質問内容や発表しながら気が付いたことなどは、その時に整理して修正などをしておかないと、あとでは思い出せなくなってしまうこともあります。このようなことがないように、質問や意見の内容は、その時にメモを取り、資料に加筆しておくことをお勧めします。

　発表の機会とは、自分自身の発表のみでなく、ほかのメンバーの発表を聞き、学習する時間でもあります。プレゼンテーション前の緊張している時間でも、他者の発表や意見交換の中から、自分の不足点に気が付いたりすることもあります。その時に、それをメモすることができるのも能力ですが、それを自己の実践計画に適用させてみることができるのも能力が必要です。発表したら、それきりにならないように振り返ることが必要です。

おわりに

　組織分析は、可能な限り客観的に行おうと思っても、主観の部分をすべて排除することはできません。まして、看護現場は、多くの問題がひしめき合っていて、「あれもこれも」と目に見える問題がたくさんあります。しかし、その「あれもこれも」は、何を目指して行っているのか「あるべき姿」を定義して、分析すると「あれか、これか」に整理されます。

　また、「わかること」と「できること」は異なります。本書は、看護管理実践計画を立てること、書くこと、プレゼンすることのガイドとして作成しました。看護技術の実践力が繰り返し行うことによって、身につくのと同じように、看護管理実践計画の立案についても繰り返しのトレーニングが必要と思います。

　毎年度の看護管理実践計画と向き合う際に、本書を活用していただけると幸いです。

原 玲子

日本赤十字秋田看護大学　学長

索引

あ

アクションプラン	25, 38, 43, 51, 52, 53, 83
アクションプランの例	84
「あるべき姿」と看護現場の問題の関係	19
「あるべき姿」と「病棟目標」の関係	25
「あるべき姿」に向けた問題解決の構造	20
「あるべき姿」の勘違い	18
「あるべき姿」の言語化のプロセス	21
「あるべき姿」の抽象度の次元	68
「あるべき姿」をまとめる際の注意	68

か

看護管理者が抱える様々な課題	4
看護管理実践計画に関係する「機会教育」	8
看護管理実践に対する「評価」の考え方	47
看護管理実践計画の評価のポイント	100
看護管理実践計画のプロセスの構造	60
看護サービス提供における4視点の構造(原式)	42
看護サービスの内容	8
看護サービスの4つの視点のフレームワークの使い方	43
看護師長の課題の分類	5
看護組織における「あるべき姿」の考え方	18
「機会」「脅威」の情報整理	33
逆三角形	65
業務改善の考え方	10
クロスSWOT分析	35, 73, 98
クロスSWOTで検討すること	73
クロスするとは	73
高齢社会	65
高齢化社会	65
高齢化率	65

さ

施設概要の必要項目	14
「集合教育」と「機会教育」	8
所属施設の特徴	14, 66, 67
所属施設の特徴について示した書き方例	67
所属施設の特徴の整理ポイント	14
人材育成と「看護管理実践計画」の関係	6
組織化	50, 51, 82
組織化とアクションプラン	82
組織における看護管理者の役割	2
組織のもつ機能	2
組織分析	18, 19
組織分析（SWOT 分析）結果について	70

た

タイトル	61, 64
短期視点	6, 7
担当部署の特徴について	67
長期視点	6, 7
超高齢社会	67
「強み」と「弱み」の分析	29
「強み」「弱み」の情報整理	30

は

発表のしかた	104
人手不足	68
病棟目標の構成	76
「病棟目標」の言語化のポイント	26
部署の「あるべき姿」	18, 20, 33, 68
プレゼンテーションの基本型	88
プロセスも評価する	47

ま	まとめの作成	85
	目標の抽象度の次元	38
	目標のブレークダウン	40, 44, 45

や	優先する目標の検討	78

わ	ワーク・ライフ・バランスの考え方	9

A〜Z	Off-JT	8
	OJT	8
	SWOT 分析	28, 29, 38, 70
	SWOT 分析シート	30, 32, 35
	SWOT 分析チーム	29
	SWOT 分析の限界	74

看護管理実践計画の立て方・書き方ガイドブック

2022年6月24日　第1版第2刷発行　　　　　　　　　　　　定価（本体2,000円＋税）

編　集　　原　玲子 ©　　　　　　　　　　　　　　　　　　　　　＜検印省略＞

発行者　　亀井　淳

発行所　　株式会社　メヂカルフレンド社

〒102-0073　東京都千代田区九段北3丁目2番4号
麹町郵便局私書箱48号　電話（03）3264-6611　振替00100-0-114708
https://www.medical-friend.co.jp

Printed in Japan　　落丁・乱丁本はお取り替えいたします　　　印刷／（株）太平印刷社　製本／（株）村上製本所
ISBN978-4-8392-1652-8　C3047　　　　　　　　　　　　　　　　DTP／（有）マーリンクレイン　　　　105019-220

　本書の無断複写は、著作権法上での例外を除き、禁じられています。
　本書の複写に関する許諾権は、㈱メヂカルフレンド社が保有していますので、複写される場合はそのつど
事前に小社（編集部直通 TEL 03-3264-6615）の許諾を得てください。